信息科学技术学术著作丛书

# 口腔医学图像处理

夏泽洋　甘阳洲　著

U0248621

科 学 出 版 社
北 京

# 内 容 简 介

本书针对临床口腔正畸治疗中不同应用场景下扫描得到的各类 CT 图像，系统地介绍口腔组织分割与重构方法。具体方法上，首先分析目前已有的传统口腔 CT 图像组织分割方法，并以水平集方法为例介绍口腔 CT 图像组织分割的基本架构。然后，在此基础上详细阐述常规扫描 CT 图像、有金属伪影 CT 图像和闭颌扫描 CT 图像中牙齿的分割方法。同时，介绍基于深度学习的口腔 CT 图像组织分割方法。最后，论述如何利用分割得到的口腔组织轮廓重构相应模型的方法，以及一种基于口腔 CT 图像与激光扫描图像融合的牙齿模型重构方法。

本书既适合医工交叉领域研究、开发及应用人员学习，也可作为口腔临床医师技术参考，还可作为相关专业本科生及研究生教材或参考书籍。

**图书在版编目（CIP）数据**

口腔医学图像处理／夏泽洋，甘阳洲著.—北京:科学出版社,2022.6
(信息科学技术学术著作丛书)
ISBN 978-7-03-072254-6

Ⅰ.①口… Ⅱ.①夏…②甘… Ⅲ.①口腔科学-医学图像-图像处理 Ⅳ.①R816.98

中国版本图书馆 CIP 数据核字（2022）第 076453 号

责任编辑：魏英杰 / 责任校对：崔向琳
责任印制：吴兆东 / 封面设计：陈　敬

科　学　出　版　社　出版
北京东黄城根北街 16 号
邮政编码：100717
http://www.sciencep.com
涿州市般润文化传播有限公司 印刷

科学出版社发行　各地新华书店经销

\*

2022 年 6 月第 一 版　开本：720×1000　B5
2024 年 1 月第二次印刷　印张：10 1/2　插页：8
字数：230 000

**定价：108.00 元**
（如有印装质量问题，我社负责调换）

# 作 者 简 介

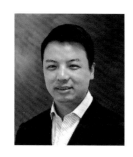

**夏泽洋**，博士，中国科学院深圳先进技术研究院研究员，博士生导师，软体机器人研究中心主任。

夏泽洋主要从事机器人与生物力学交叉领域的研究，先后主持国家自然科学基金联合基金重点项目、国家重点研发计划国际合作重点专项、广东省自然科学杰出青年基金、广东省重大科技专项等项目 20 余项，在重要国际期刊及会议上发表论文 100 余篇，申请专利 80 余项。夏泽洋是 2019 年"熊有伦智湖优秀青年学者奖"获得者，主持的"精准口腔正畸诊疗机器人"项目获 2017 年"吴文俊人工智能科学技术奖自然科学奖"。夏泽洋是英国工程技术学会会士，IEEE/ASME 机械电子学汇刊编委，2019 年 IEEE 实时计算与机器人学国际会议总主席。

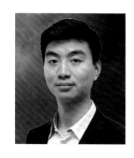

**甘阳洲**，博士，中国科学院深圳先进技术研究院副研究员，硕士生导师。

甘阳洲主要从事医学图像处理与计算生物力学的研究，主持国家自然科学基金青年基金等项目 5 项。参与的"精准口腔正畸诊疗机器人"项目获 2017 年"吴文俊人工智能科学技术奖自然科学奖"。

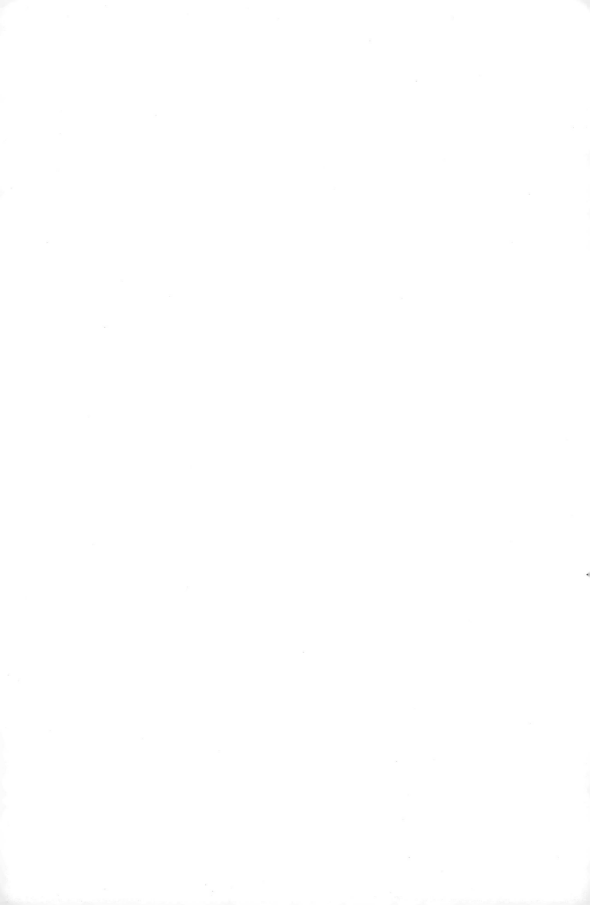

# 《信息科学技术学术著作丛书》序

21 世纪是信息科学技术发生深刻变革的时代，一场以网络科学、高性能计算和仿真、智能科学、计算思维为特征的信息科学革命正在兴起。信息科学技术正在逐步融入各个应用领域并与生物、纳米、认知等交织在一起，悄然改变着我们的生活方式。信息科学技术已经成为人类社会进步过程中发展最快、交叉渗透性最强、应用面最广的关键技术。

如何进一步推动我国信息科学技术的研究与发展；如何将信息技术发展的新理论、新方法与研究成果转化为社会发展的推动力；如何抓住信息技术深刻发展变革的机遇，提升我国自主创新和可持续发展的能力？这些问题的解答都离不开我国科技工作者和工程技术人员的求索和艰辛付出。为这些科技工作者和工程技术人员提供一个良好的出版环境和平台，将这些科技成就迅速转化为智力成果，将对我国信息科学技术的发展起到重要的推动作用。

《信息科学技术学术著作丛书》是科学出版社在广泛征求专家意见的基础上，经过长期考察、反复论证之后组织出版的。这套丛书旨在传播网络科学和未来网络技术，微电子、光电子和量子信息技术、超级计算机、软件和信息存储技术、数据知识化和基于知识处理的未来信息服务业、低成本信息化和用信息技术提升传统产业，智能与认知科学、生物信息学、社会信息学等前沿交叉科学，信息科学基础理论，信息安全等几个未来信息科学技术重点发展领域的优秀科研成果。丛书力争起点高、内容新、导向性强，具有一定的原创性，体现出科学出版社"高层次、高水平、高质量"的特色和"严肃、严密、严格"的优良作风。

希望这套丛书的出版，能为我国信息科学技术的发展、创新和突破带来一些启迪和帮助。同时，欢迎广大读者提出好的建议，以促进和完善丛书的出版工作。

中国工程院院士

原中国科学院计算技术研究所所长

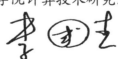

# 前　言

口腔错颌畸形是三大口腔疾病之一，近年呈现较高的发病率。口腔错颌畸形不仅影响患者颌面美观与发育、咀嚼与发音等口腔功能，还可能诱发心血管疾病、呼吸道疾病、癌症等全身性重大疾病。长期以来，临床口腔正畸基于物理牙模的诊疗方式过度依赖正畸医师的经验。这种诊疗方式具有对医师经验要求高、患者椅旁等待时间长、治疗效果欠佳、综合成本高等特点。利用口腔 CT 图像建立患者口腔组织的数字化三维模型，正畸医师在可视化系统中通过人机交互实现数字化的正畸诊疗是解决上述问题的有效途径。然而，目前临床医师对口腔 CT 图像的应用率较低，仅限于简单的阅片式病情诊断，无法应用于治疗方案规划等诊疗辅助。其原因主要是，目前国内外缺乏实现口腔 CT 图像组织分割与重构的理论、方法和系统。

在国家自然科学基金联合基金重点项目"实现精准口腔正畸诊疗的治疗预测与机器人辅助关键技术研究"(U2013205)、广东省自然科学杰出青年基金"舌侧隐形口腔正畸的数字化辅助治疗与个性化矫治器机器人制备的关键理论与技术"(2015A030306020)、深圳市孔雀计划技术创新资助项目"口腔正畸治疗辅助及器械制备机器人系统"(KQCX20130628112914284)等多个科研项目的支持下，本书作者团队经过多年的研究攻关，在口腔医学图像处理领域从理论到技术取得了一系列成果。本书旨在为读者介绍口腔医学图像组织分割与模型重构的理论、技术与方法，为口腔医学图像处理领域相关科技人员与口腔临床医师提供研究与学习的参考。

全书共八章。第 1 章主要回顾口腔正畸治疗的背景、口腔医学图像处理的意义及国内外研究现状。第 2～5 章详细阐述基于非机器学习类传统方法的口腔 CT 图像组织分割框架及具体方法，其中重点介绍常规扫描 CT 图像、有金属伪影 CT 图像和闭颌扫描 CT 图像中牙齿的分割方法。第 6 章以深度学习为例介绍基于机器学习类的口腔 CT 图像牙齿分割方法。第 7 章介绍利用口腔 CT 图像分割组织轮廓重构牙齿、牙周膜及牙槽骨三维模型的方法。第 8 章介绍一种基于图像融合的牙齿三维模型精确重构方法。本书是作者多年来在口腔医学图像处理研究领域的研究思想、理论、方法及成果的系统性归纳、总结与提高。本书从问题分析、总体思路、基础理论与公式推导、技术实现和实验验证等多个方面进行论述,以便不同领域和研究背景的读者理解。

限于作者水平,书中难免存在不妥之处,恳请各位读者批评指正。

作 者

# 目　　录

**彩图**

# 第1章 绪 论

## 1.1 口腔正畸背景与临床治疗现状

### 1.1.1 错颌畸形与正畸治疗背景

口腔错颌畸形(malocclusion)是指先天遗传或后天环境等因素造成的牙齿排列不齐、上下颌咬合关系异常等口腔疾病，是龋齿、牙周病外的第三大口腔疾病，呈现较高的患病率。其对颌面部发育和口腔功能的影响如图 1-1 所示[1,2]。以个别正常颌为标准,我国青少年儿童的发病率约为52%～73%[3]，患者人数达 2 亿以上[4]。错颌畸形除了影响患者颌面美观与发育、咀嚼与发音等口腔功能外，还可能引发牙周病[5,6]，甚至阿尔茨海默病、心血管疾病、呼吸道疾病、癌症等全身性重大疾病[7-10](图 1-2)，给患者造成多方面伤害。

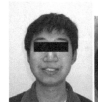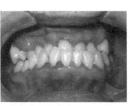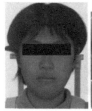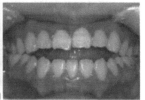

(a) 前牙反颌影响面部发育                    (b) 前牙开颌影响口腔咀嚼与发音

图 1-1  错颌畸形对颌面部发育和口腔功能的影响

口腔正畸学是专门研究错颌畸形病因、诊断、治疗和预防的学科。临床口腔正畸治疗案例如图 1-3 所示。口腔正畸治疗一般通过患者佩戴固定或可摘矫治器实现。长期以来，口腔正畸治疗缺乏有效的辅助治疗手段，过度依赖医师的主观经验，采用"试错"的方式进行。这种治疗方式具有对医师从业要求高、治疗效果不佳、周期长、综合成本高等问题。随着我国经济与社会的发展，要求进行正畸治疗的患者越来越多，形成大量患者无法及时得到医治的局面[11]。改变口腔正畸治疗技术现状，普及正畸治疗是我国口腔医学领域发展的目标，也是社会发展到一定阶段必然要解决的医学问题。

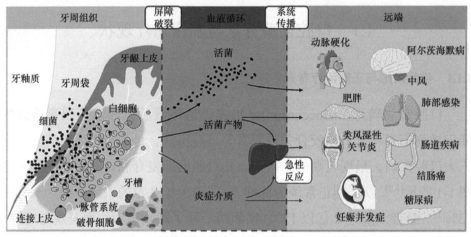

图 1-2 口腔错颌畸形导致全身性重大疾病示意图[8]

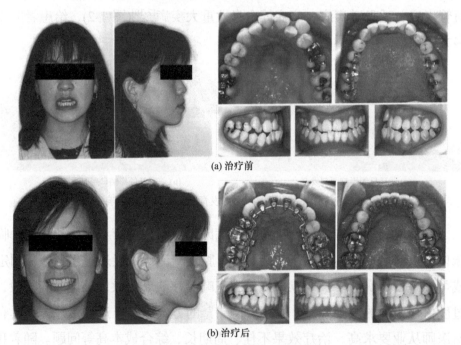

图 1-3 临床口腔正畸治疗案例[12]

### 1.1.2 传统的正畸诊疗辅助方法

为了对患者牙颌与颅面的发育、病变、畸形等进行分析和诊断，临床正畸治疗首先需要进行 X 线扫描。口腔正畸治疗中常用的 X 线扫描如图 1-4 所示。全颌曲面断层片在同一张图像上显示全口牙齿发育情况和上下颌骨的情况。其最大的优势在于宽广的颌面和牙齿成像范围，可用于患者颌骨形态结构及牙的生长发育情况分析、颌骨病变畸形诊断、牙周病诊断、牙槽骨吸收程度检测等。X 线头影测量是利用头颅侧位 X 线像，对牙颌、颅面各标志点进行测量与分析，从而检查诊断牙颌、颅面的骨骼结构。X 线头影测量的应用包括颅面生长发育的研究，牙颌、颅面畸形的诊断分析，错颌畸形矫治方案的设计，矫治过程中及治疗后牙颌、颅面形态结构的变化分析等。口腔正畸的目的是通过矫治器改变牙颌的形态结构，从而校正畸形的牙颌。X 线扫描获取的图像仅提供牙颌、颅面在一个平面上的二维投影图像，不能提供牙颌真实的三维解剖结构和形态信息。因此，X线扫描图像主要应用于患者错颌畸形的诊断分析，而不能应用于治疗方案规划与器械设计。

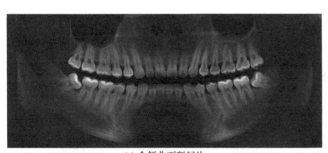
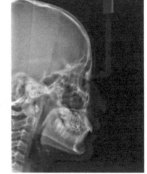

(a) 全颌曲面断层片　　　　　　　　　　　　(b) X线头影测量

图 1-4　口腔正畸治疗中常用的 X 线扫描

在传统的临床正畸治疗中，牙颌石膏模型是记录患者病案，表达患者牙齿形态的重要工具，也是反映牙颌真实三维解剖结构最主要的途径。对石膏模型的测量、分析和操作是错颌畸形诊断，治疗方案规划和矫治器械设计的主要依据。正畸治疗中对石膏模型的操作流程如图 1-5 所示。从制作到应用于正畸治疗器械设计，整个过程包括印模、制模、模型测量、模型排牙、器械设计等。在上述流程中，印模和制模过程工序操作复杂，耗时长。在正畸治疗过程中，医师需要频繁地对模型进行测量、修整等操作。同时，模型的多次使用会造成石膏磨损，降低测量精度，增加模型破损的可能。在模型的存储方面，石膏模型也有很大的局限性。为了便于检索并防止模型的物理、化学损坏，石膏模型通常需要保持在盒子中。一个每年接诊 300 例口腔正畸治疗患者的诊所通常需要一整间房间储存石膏模型。石膏模型作为保存患者治疗前后档案的工具通常需要保留 5～15 年，甚至更长的时间[13]。随着时间的推移和病例的增加，石膏模型的管理和储存越发困难，所需的成本也越来越高。此外，便携性差是石膏模型面临的另一个难题。一方面，由于石膏模型易碎的特点，即使是运输少量模型也有较大的困难。另一方面，针对同一个病例，正畸医师为了与其他医师或专家交流必须复制多套石膏模型。综上所述，传统基于石膏模型的正畸治疗方式在精度和效率等方面都难以满足正畸医师快速准确地测量分析病例数据和高效地进行治疗方案规划的需求，亟须发展新的正畸治疗辅助方法来推动正畸治疗技术的革新。

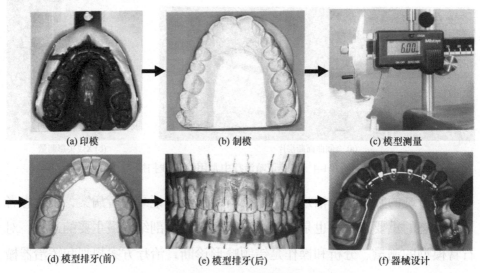

(a) 印模　　　　　　　　(b) 制模　　　　　　　　(c) 模型测量

(d) 模型排牙(前)　　　　(e) 模型排牙(后)　　　　(f) 器械设计

图 1-5　正畸治疗中对石膏模型的操作流程[12]

## 1.2　口腔 CT 图像在正畸治疗中的重要作用

### 1.2.1　数字化模型应用于正畸治疗的优势

近年来，随着计算机和医学成像技术的发展，计算机辅助诊断 (computer aided diagnosis，CAD)技术开始应用于正畸治疗领域，帮助正畸医师实现数字化的错颌诊断，治疗方案规划，治疗器械设计和治疗效果评估。在基于 CAD 技术的正畸治疗中，医师对患者牙颌参数的测量、治疗方案的规划等操作都是在计算机可视化界面下通过对三维模型进行交互操作实现的，可以避免使用物理石膏模型遇到的种种难题。石膏模型与数字化模型的比较如表 1-1 所示。首先，数字化牙颌模型不存在石膏模型物理损坏的风险。其次，数字化模型存储在计算机磁盘中，所需的物理存储空间可忽略不计。病例信息以患者姓名和号码的方式存储，检索和管理也更加方便。在便携性方面，数字化信息在病例信息传输和共享方面有巨大的优势，在不同地点的医师或专家在较短的时间内即可实现对同一份病例信息的复制与共享。

表 1-1　石膏模型与数字化模型的比较

| 项目 | 石膏模型 | 数字化模型 |
| --- | --- | --- |
| 造成物理损坏 | 是 | 否 |
| 排牙诊断操作难度 | 困难 | 容易 |
| 存储空间 | 需要很大物理空间 | 可忽略 |
| 存储成本 | 昂贵 | 可忽略 |
| 病例检索与管理难度 | 困难 | 容易 |
| 模型运输难度 | 困难 | 容易 |
| 实现治疗过程仿真 | 否 | 是 |

### 1.2.2　牙颌三维图像数据获取方式

利用 CAD 技术实现正畸治疗辅助首先需要获取口腔三维图像数据，

并由图像数据重构牙颌数字化三维模型。目前，应用于口腔正畸领域的三维成像技术包括基于石膏模型的三维扫描，口内三维扫描和口腔CT(computer tomo-graphy，计算机断层扫描术)扫描等。基于石膏模型的三维扫描首先需要制作患者牙颌的石膏模型，然后利用激光/结构光三维扫描仪或立体视觉摄像机等成像设备获取石膏模型的三维图像数据，重构得到数字化三维模型。图1-6所示为基于石膏模型的牙颌三维扫描。基于石膏模型的三维扫描重构的模型实际上是石膏牙模的三维模型。模型的精度在很大程度上取决于石膏牙模的精度。同时，这种方式获取的数据仅包含牙冠表面的信息，缺少牙根及牙槽骨等正畸治疗所必需的信息。

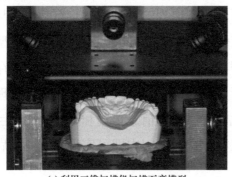 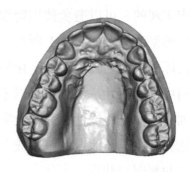

(a) 利用三维扫描仪扫描石膏模型　　　　(b) 从扫描数据重构得到的数字化模型

图1-6　基于石膏模型的牙颌三维扫描[14]

　　口内三维扫描直接利用小型的摄像机在口腔内获取三维图像数据并重构得到牙颌三维模型，而不需要制作石膏牙模。口腔三维扫描示意图如图1-7所示。这种方式获取数据方便直接，过程简单，且对人体无损害。

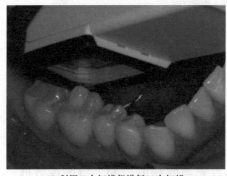 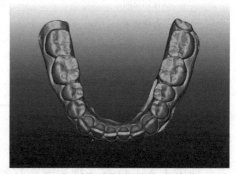

(a) 利用口内扫描仪进行口内扫描　　　　(b) 从口内扫描数据重构的三维模型

图1-7　口腔三维扫描示意图[14]

但是，其扫描时间较长，扫描过程中因患者头部长久不能移动，会给患者带来一定的痛苦。另外，这种扫描技术仍然只能获得牙冠表面的三维信息，而无法获取牙根和牙槽骨的信息。

CT 扫描的基本原理是由 CT 机发射 X 射线束，从不同方向对人体某一层面进行扫描，X 射线束发射器另一端的探测器接收后经过计算机处理形成这一断层的二维图像矩阵，再将不同断层的图像堆砌加工形成三维图像序列。图 1-8 所示为锥形束 CT(cone beam CT，CBCT)图像示意图。

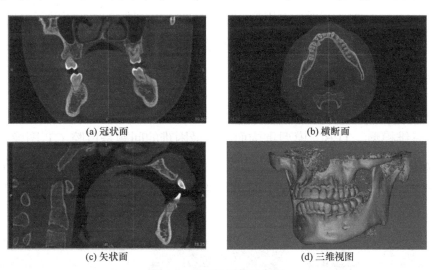

(a) 冠状面    (b) 横断面

(c) 矢状面    (d) 三维视图

图 1-8 CBCT 图像示意图

与另外两种口腔三维成像技术不同，口腔 CT 扫描可获取口腔内部完整组织和结构的图像，获取的图像既可用于生成二维的曲面断层片[15]，也可实现完整牙齿、牙槽骨，甚至颅面的数字化三维模型重构，能为错颌畸形的诊断提供更多必要的信息。同时，基于口腔 CT 图像重构的完整牙齿与牙槽骨三维模型也为正畸治疗方案的规划提供了更客观的依据。口腔正畸治疗中牙齿的移动是由牙根在牙槽骨中的位置变化引起的。正畸治疗除了把畸形的牙齿牙冠部位排列整齐，更重要的是把牙根排列整齐。另外，牙根埋藏于牙槽骨中，正畸治疗中牙槽骨的形态位置需要作为牙齿移动的约束条件，使牙齿在移动过程中牙根始终处在牙槽骨的包围中。基于石膏模型的三维扫描和口内三维扫描重构得到的模型仅包含牙冠表面的信息，医师只能根据经验推测牙根及牙槽骨的形态位置关系，然后进行正畸治疗方案规划。因此，临床正畸治疗中为了实现准确的病情诊断，以及客观的治疗方案规划，对患者进行口腔 CT 扫描是必然的选择。正畸治疗牙齿移动的实质是牙槽骨组织改建引起牙齿移动的过程，而牙周膜是正畸治疗过程中正畸力引起牙槽骨组织改建的传递界面。要对正畸治疗进行生物力学分析首先需要获取完整的牙齿-牙周膜-牙槽骨复合体(tooth-periodontalligament-bone complex, TPBC)[16]三维模型。要重构 TPBC 三维模型必须进行口腔 CT 扫描，获取完整的口腔组织三维图像数据。

### 1.2.3 口腔 CT 图像处理研究必要性

实现正畸治疗计算机辅助的前提是从口腔 CT 图像中重构 TPBC 的数字化三维模型。TPBC 模型重构面临的最困难的问题是口腔 CT 图像中牙齿及牙槽骨组织的分割。口腔 CT 扫描样本图像如图 1-9 所示。与其他组织/器官的图像相比，口腔 CT 图像有其自身的特点，具体表现在以下几个方面[17]。

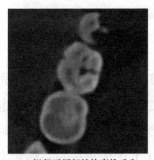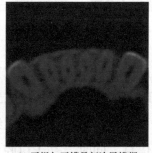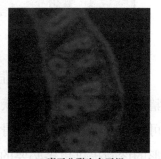

(a) 相邻牙冠间的轮廓线丢失　　(b) 牙根与牙槽骨间边界模糊　　(c) 磨牙分裂为多牙根

图 1-9　口腔 CT 扫描样本图像

(1) 相邻牙齿(尤其在牙冠部位)间隙较小，甚至相互接触，使相邻牙齿间公共边界轮廓丢失，直接对图像进行分割可能造成独立牙齿分割失败。

(2) 牙齿内各成分，如牙釉质、牙本质、牙骨质和牙髓等的密度不同，使图像中单颗牙齿灰度分布不均匀。

(3) 牙根与周围牙槽骨的密度相近,使两者在图像中的灰度相差较小。其边界轮廓模糊不清,牙根与牙槽骨间的精确分割异常困难。

(4) 牙齿拓扑结构复杂,在牙冠和牙根部位可能有多个分支。

目前,国内外尚无公开的口腔 CT 图像处理专用商业化系统。MIMICS、3D-DOCTOR 等通用的医学图像处理系统,仅能实现基于骨密度值的自动分割,不能完成各独立组织的分割。为分割出独立的组织,操作者通常需要大量的手动交互。完整的上下牙颌 CT 图像由上百张切片构成,采用这种交互式方法仅完成单个患者 CT 图像的分割就需要花费数小时,分割效率远不能满足临床应用的需求。为更好地实现临床正畸的计算机辅助治疗,亟须研究精确、高效的口腔 CT 图像处理方法。

## 1.3　国内外研究进展及存在的主要问题

### 1.3.1　国内外研究进展

国内外口腔 CT 图像处理的研究主要集中于口腔 CT 图像组织的分割,尤其关注牙齿的分割。这些方法可分为传统方法(非机器学习方法)和基于机器学习的方法两大类。

传统方法又可分为三维分割方法和二维逐切片分割方法。三维分割方法直接在 CT 图像三维空间中提取牙齿区域。Akhoondali 等[18]提出一种基于区域生长和阈值分割的快速全自动牙齿分割方法。该方法首先利用竖直方向上的灰度极大值投影和类阶梯区域分离算法实现上牙颌和下牙颌的自动分离;然后利用横断面上的灰度极大值投影和阈值分割提取牙颌区域;最后利用区域生长提取牙齿三维区域。该方法的突出特点是可实现牙齿的全自动高效率分割(分割单牙颌图像的平均时间为 2.4s),但分割精度较低,不能分割出独立的牙齿。Keyhaninejad 等[19]和 Hosntalab 等[20]基于三维变分水平集实现了牙齿的全自动分割。分割方法共包括五个步骤。第一步,利用自适应阈值分割提取头部区域的掩码。第二步,利用几何水平集模型和牙齿解剖知识从掩码中提取牙齿组织的感兴趣区域(region of interest，ROI)。第三步，估计上颌和下颌的牙弓，计算牙颌全景图。第四步，在牙颌全景图中利用垂直方向和水平方向的投影计算每颗牙齿的初始掩码。第五步，利用三维变分水平集模型从初始掩码中提取精确的牙齿边界。由于该方法使用的变分水平集模型是基于图像全局灰度的，不能处理待分割目标和背景灰度分布不均匀的情况，其分割结果常常有欠分割和过分割问题。刘枭雄等[21]提出一种基于三角网格模型演化的半自动分割方法。该方法首先由用户指定一个包围牙齿区域的初始椭球体三角网格模型，然后在图像的外力和自身内力作用下逐渐向牙齿边缘迭代演化，最后收敛至牙齿边缘。三角网格模型的图像外力基于图像的梯度。对于边界较模糊的牙根的分割，其结果会有边界泄露的问题。Hiew 等[22]利用三维马尔可夫随机域(Markov random fields，MRF)建模三维 CT 图像，然后使用图割算法实现牙齿三维表面的分割。图割算法的缺点是对牙齿初始表面的选择异常敏感。在三维空间中，即使采用手动交互的方式也很难选择合适的牙齿初始表面以达到理想的分割效果。Keustermans 等[23]将基于概率形状表示的牙齿统计形状模型融合到图割算法中，可以在一定程度上提高分割精度。融合了牙齿统计形状模型的图割算法的能量函数由三部分构成，即图像似然项，集成了线性形状模型的分割似然项和形状似然项。然而，该方法和 Hiew 等的方法一样存在对牙齿初始表面选择敏感的问题。同时，该方法使用的图像似然项和线性形状模型过于简单，还需要进行更深入的扩展和改进以达到满意的分割精度。

二维逐切片分割方法在横断面的二维切片上分割牙齿的二维轮廓。这一类分割方法通常需要手动或自动地从牙颈/牙冠部位切片中选择一张初始切片。分割从初始切片开始，依次沿着牙冠或牙根方向进行。为保证分割的可靠性，初始切片的分割一般采用交互方式，而其他切片的分割则利用相邻切片间牙齿轮廓形状的相似性，采用牙齿轮廓传播策略自动实现。牙齿轮廓传播策略利用前一张或多张切片的分割结果作为牙齿的先验形状轮廓初始化当前待分割切片中的牙齿轮廓。与直接三维分割方法相比，二维逐切片分割方法在初始化交互操作难易程度，以及分割精度方面都有明显的优势。在初始化交互操作方面，直接三维分割方法要求用户选取牙齿的三维表面区域，操作复杂。二维逐切片分割方法只需要用户选择一张初始切片，然后在初始切片上选取牙齿的二维轮廓，操作更加简便。在分割精度方面，直接三维分割方法主要依赖图像的灰度与梯度信息引导分割。由于口腔 CT 图像牙齿和背景区域灰度分布不均匀，以及牙根和牙槽骨灰度相近等特点，仅利用图像的灰度与梯度信息进行分割往往会造成牙根的过分割或欠分割等问题。二维逐切片分割方法则利用相邻切片间牙齿轮廓形状、灰度等的相似性，将形状、灰度等先验信息作为约束条件引入分割算法中，从而达到更好的分割效果。张飞等[24]利用前一张切片的分割结果定义当前切片牙齿轮廓的包围盒，然后在包围盒中利用区域生长算法完成牙齿的分割。完全依赖上一张切片的结果作为当前切片牙齿的包围盒会限制牙齿的有效区域，会引起牙齿的过分割。Heo 等[25]和 Wu 等[26]提出利用前一切片分割得到的牙齿灰度和形状信息计算当前切片牙齿的最优阈值，然后利用阈值分割获取牙齿的初始轮廓，最后使用基于遗传算法的 B 样条拟合得到牙齿的最优轮廓。B 样条拟合使阈值分割的结果更加平滑和精确，但不能解决牙齿拓扑结构的变化。水平集方法[27]在处理目标拓扑结构变化和轮廓传播等方面有显著的优势，近几年来已成为 CT 图像二维牙齿轮廓分割的主流趋势。Gao 等[17, 28]提出一种牙冠和牙根轮廓自适应跟踪的独立牙齿分割方法，取得了较理想的分割效果，并被多位研究者采用。该方法使用单水平集模型分割牙根轮廓来处理复杂的图像条件，以及牙根分支问题；使用耦合水平集模型分割牙冠轮廓来实现独立牙冠的分割。为了保证分割精度，水平集模型使用一种融合图像梯度方向、牙齿形状先验，以及灰度先验的改进变分模型。Yau 等[29]利用同样的方法实现了口腔 CT 图像牙根的分割。Ji 等[30]进一步改进了 Gao 等的变分水平集模型，用于前牙(尖牙和切牙)牙根的分割。他们对 Gao 等的模型改进包括三个方面。

(1) 灰度先验模型是从牙本质和骨骼组织的像素估计得到的，而牙龈等软组织，以及空气等的像素未被用于模型估计，可使建立的灰度先验模型更有利于牙本质和牙槽骨的分割。

(2) 在牙齿先验形状约束中，引入零水平集曲线的曲率符号用于自适应确定形状约束力的强度。

(3) 加入牙本质厚度约束项避免水平集曲线的泄露和收缩问题。然而，改进后的模型并不适用于有多分支牙根(磨牙)的分割。

近年来，随着深度学习在图像处理领域的广泛应用，基于深度学习的机器学习方法被多位研究者用于口腔 CT 图像分割。Minnema 等[31]提出一种基于多尺度密集卷积神经网络(convolutional neural networks，CNN)的有金属伪影口腔 CT 图像的分割方法，取得了比临床基准更好的结果。但该方法仅涉及口腔 CT 图像中牙颌整体的分割，未实现独立牙齿和牙槽骨的分割。Lee 等[32]提出一种基于 Unet 的 CBCT 图像牙齿分割方法，即多阶段的网络训练方法，其中每一阶段增加训练集中牙齿周边区域提高网络训练的收敛速度。该方法可处理有金属伪影及牙齿缺失的 CBCT 图像。Chen 等[33]使用 Vnet 在 CT 图像三维空间中得到牙齿体素的概率映射图，然后利用一种标记控制的分水岭变换进行牙齿的最终分割。他们的研究表明，使用大小为 64 的体素尺寸可以得到最优的分割结果。由于获得体素级的牙齿训练掩码较为费时，该研究仅使用小量的训练样本。Ezhov 等[34]使用 Vnet 将 CBCT 图像体素分割为 33 类，即 32 颗牙齿加背景区域。分割模型由粗糙模型和精细模型两部分组成。粗糙模型将 CBCT 图像体素分割为 33 类。精细模型将结果分割为 2 类(即分割出的牙齿类型是否正确)。使用的训练数据集也包括粗糙数据和精细数据 2 类。粗糙数据从 CBCT 横断面切片的线性插值包围盒中提取得到。精细数据来源于手动分割得到的牙齿体素掩码。实验结果表明，使用粗糙数据的方法比仅使用精细数据的方法可得到更精确的分割结果。Cui 等[35]提出一种基于 Mask R-CNN 的 ToothNet 网络，实现了 CBCT 图像中独立牙齿的分割。提出的模型通过边界检测和区域候选网络完成牙齿的分割。Chung 等[36]提出一种三个步骤的牙齿分割方法，可实现含金属伪影的口腔 CT 图像牙齿分割。

**1.3.2　存在的主要问题**

在上述方法中，传统的方法主要存在以下问题。

(1) 分割算法涉及多个参数，且分割结果对参数选择非常敏感，最优参数整定困难。以 Gao 等[17]的方法为例，共涉及 5 个参数。为获得最优分割，同一图像中不同的牙齿需要设置不同的参数，甚至同一颗牙齿牙冠部位和牙根部位的切片分割也要设置不同的参数。对任一给定的图像集，用户尤其是临床正畸医师很难选取合适的参数以达到满意的分割结果。

(2) 已有的方法仅局限于口腔 CT 图像牙齿的分割，而牙槽骨的分割问题并未解决。在数字化的治疗方案规划，以及生物力学计算中，完整的牙齿和牙槽骨三维模型都是必需的。为实现牙齿及牙槽骨数字化三维模型重构，需要同时解决口腔 CT 图像中牙齿和牙槽骨组织的分割问题。

(3) 无法解决有金属伪影 CT 图像的分割。在进行口腔 CT 扫描时，患者口内佩戴的金属矫治器将在图像中产生金属伪影。这些金属伪影在图像中表现为高亮区域和条状斑纹，会严重影响图像质量，并对牙冠产生遮挡，使牙冠轮廓难以识别。目前，极少有方法涉及有金属伪影图像的分割。

总体上，以深度学习为代表的基于机器学习的方法在分割精确和分割效率上具有明显的优势。然而，这类方法的分割效果依赖大量的训练样本。要建立一个高性能的分割网络，需要花费大量的精力对训练样本进行手工标记。

# 1.4　本书主要内容

独立牙齿和牙槽骨组织三维模型是口腔正畸数字化诊疗中不可或缺的部分。口腔 CT 图像处理是实现独立牙齿和牙槽骨组织三维模型重构最关键的核心技术。本书针对临床口腔正畸治疗中不同应用场景下扫描得到的各类 CT 图像，系统地介绍口腔组织分割与重构方法。本书首先从分割方法开始，分析目前已有的传统的口腔 CT 图像组织分割方法，并以水平集方法为例介绍口腔 CT 图像组织分割的基本框架。在此框架基础上，详细阐述基于水平集的常规扫描 CT 图像、有金属伪影 CT 图像和闭颌扫描 CT 图像中牙齿的分割方法。然后，以深度学习为例分析基于机器学习的口腔 CT 图像组织分割的基本思路。最后，论述如何利用分割得到的口腔组织轮廓重构相应模型的方法，并介绍一种基于口腔 CT 图像与激光扫描图像融合的牙齿模型重构方法。

## 参 考 文 献

[1] Song G, Chen H, Xu T. Nonsurgical treatment of Brodie bite assisted by 3-dimensional planning and assessment[J]. American Journal of Orthodontics and Dentofacial Orthopedics, 2018, 154(3): 421-432.

[2] Yamada K, Satou Y, Hanada K, et al. A case of anterior open bite developing during adolescence[J]. Journal of Orthodontics, 2001, 28(1): 19-24.

[3] 傅民魁, 张丁, 王邦康, 等. 口腔正畸学中国25392名儿童已青少年错颌畸形患病率的调查[J]. 口腔正畸学, 2002, 37(5): 371-373.

[4] 傅民魁. 我国口腔正畸学科的发展现状、存在问题和解决对策[J]. 中华口腔医学杂志, 2004, 39(2): 89-90.

[5] Sim H Y, Kim H S, Jung D U, et al. Association between orthodontic treatment and periodontal diseases: Results from a national survey[J].The Angle Orthodontist, 2017, 87(5): 651-657.

[6] Meynardi F, Pasqualini M E, Rossi F, et al. Correlation between dysfunctional occlusion and periodontal bacterial profile[J].Journal of Biological Regulators and Homeostatic Agents, 2016, 30(2(S1)): 115-121.

[7] Dominy S S, Lynch C, Ermini F, et al. Porphyromonas gingivalis in Alzheimer's disease brains: Evidence for disease causation and treatment with small-molecule inhibitors[J]. Science Advances, 2019, 5(1): 3333.

[8] Hajishengallis G. Periodontitis: From microbial immune subversion to systemic inflammation[J]. Nature Reviews Immunology, 2015, 15(1): 30-44.

[9] Michaud D S, Kelsey K T, Papathanasiou E, et al. Periodontal disease and risk of all cancers among male never smokers: An updated analysis of the health professionals follow-up study[J]. Annals of Oncology, 2016, 27(1): 941-947.

[10] Konkel J E, O'Boyle C, Krishnan S. Distal consequences of oral inflammation[J]. Frontiers in Immunology, 2019, 10: 1403.

[11] 傅民魁, 林久祥. 口腔正畸学[M]. 北京: 北京大学医学出版社, 2005.

[12] Scuzzo G, Takemoto K. 隐形口腔正畸治疗[M]. 徐宝华, 等译. 北京: 中国医药科技出版社, 2005.

[13] Peluso M J, Josell S D, Levine S W, et al. Digital models: An introduction[J]. Seminars in Orthodontics, 2004, 10(3): 226-238.

[14] Flugge T V, Schlager S, Nelson K, et al. Precision of intraoral digital dental impressions with

iTero and extraoral digitization with the iTero and a model scanner[J]. American Journal of Orthodontics and Dentofacial Orthopedics, 2013, 144(3): 471-478.

[15] 段柳瑶, 王利生. 基于 CT 数据的虚拟全景图的结构增强技术[J]. 计算机应用研究, 2014, 31(12): 3845-3847.

[16] Xia Z, Chen J. Biomechanical validation of an artificial tooth-periodontal ligament-bone complex for in vitro orthodontic load measurement[J]. Angle Orthodontist, 2013, 83(3): 410-417.

[17] Gao H, Chae O. Individual tooth segmentation from CT images using level set method with shape and intensity prior[J]. Pattern Recognition, 2010, 43(7): 2406-2417.

[18] Akhoondali H, Zoroofi R A, Shirani G. Rapid automatic segmentation and visualization of teeth in CT-scan data[J]. Journal of Applied Sciences, 2009, 9(11): 2031-2044.

[19] Keyhaninejad S, Zoroofi R A, Setarehdan S K, et al. Automated segmentation of teeth in multislice CT images[C]//Proceedings of the IET International Conference on Visual Information Engineering, Bangalore, 2006: 339-344.

[20] Hosntalab M, Aghaeizadeh Z R, Abbaspour T A, et al. Segmentation of teeth in CT volumetric dataset by panoramic projection and variational level set[J]. International Journal of Computer Assisted Radiology and Surgery, 2008, 3(3-4): 257-265.

[21] 刘枭雄, 石峰, 张继武. 基于三角网格演化的 CBCT 牙齿图像分割方法[J]. 中国医疗器械杂志, 2011, 35(7): 414-417.

[22] Hiew L T, Ong S H, Foong K W C. Tooth segmentation from cone-beam CT using graph cut[C]//Proceedings of the Second APSIPA Annual Summit and Conference, Biopolis, 2010: 272-275.

[23] Keustermans J, Vandermeulen D, Suetens P. Integrating Statistical Shape Models into A Graph Cut Framework for Tooth Segmentation[M]. Nice: Springer, 2012.

[24] 张飞, 樊瑜波, 蒲放, 等. 牙颌 CT 图像序列中牙的半自动分割方法[J]. 生物医学工程学杂志, 2007, 24(1): 15-18.

[25] Heo H, Chae O S. Segmentation of Tooth in CT Images for the 3D Reconstruction of Teeth[M]. San Jose: SPIE, 2004.

[26] Wu X L, Gao H, Heo H, et al. Improved B-spline contour fitting using genetic algorithm for the segmentation of dental computerized tomography image sequences[J]. Journal of Imaging Science and Technology, 2007, 51(4): 328-336.

[27] 杨新. 图像偏微分方程的原理与应用[M]. 上海: 上海交通大学出版社, 2003.

[28] Gao H, Chae O. Touching tooth segmentation from CT image sequences using coupled level set method[C]//Proceedings of the IET International Conference on Visual Information Engineering, Xi'an, 2008: 382-387.

[29] Yau H T, Yang T J, Chen Y C. Tooth model reconstruction based upon data fusion for orthodontic treatment simulation[J]. Computers in Biology and Medicine, 2014, 48:8-16.

[30] Ji D X, Ong S H, Foong K W. A level-set based approach for anterior teeth segmentation in cone beam computed tomography images[J]. Computers in Biology and Medicine, 2014,50:116-128.

[31] Minnema J, Eijnatten M, Hendriksen A A, et al. Segmentation of dental cone-beam CT scans affected by metal artifacts using a mixed-scale dense convolutional neural network[J]. Medical Physics, 2019, 46: 5027-5035.

[32] Lee S, Woo S, Yu J, et al. Automated CNN-based tooth segmentation in cone-beam CT for dental implant planning[J]. IEEE Access, 2020, 8: 50507-50518.

[33] Chen Y, Du H, Yun Z, et al. Automatic segmentation of individual tooth in dental CBCT images from tooth surface map by a multi-task FCN[J]. IEEE Access, 2020, 8: 97296-97309.

[34] Ezhov M, Zakirov A, Gusarev M. Coarse-to-fine volumetric segmentation of teeth in cone-beam CT[C]//2019 IEEE 16th International Symposium on Biomedical Imaging, Venice, 2019: 52-56.

[35] Cui Z, Li C, Wang W. ToothNet: Automatic tooth instance segmentation and identification from cone beam CT images[C]//2019 IEEE/CVF Conference on Computer Vision and Pattern Recognition, Long Beach, 2019: 6368-6377.

[36] Chung M, Lee M, Hong J. Poseaware instance segmentation framework from cone beam CT images for tooth segmentation[J]. Computers in Biology and Medicine, 2020, 120: 103720.

# 第 2 章  基于传统方法的口腔 CT 图像组织分割基本架构

口腔 CT 图像组织分割按是否使用训练图像，可分为传统方法和基于机器学习的方法。传统的方法直接利用待分割图像的特征指导分割而无需训练图像，但难以实现全自动分割。机器学习的方法需要准备大量的训练图像，可以实现快速、全自动地分割。

已有的基于传统方法的口腔 CT 图像组织分割主要采用半自动的方式，即由用户手动选择各牙齿的初始区域(二维或三维)，分割算法以初始区域为输入，全自动地完成各牙齿的分割。与直接在三维空间进行分割的三维分割方法相比，二维逐切片分割方法手动初始化更加简单高效，操作者仅需初始化单张切片的二维牙齿轮廓。同时，由于相邻切片间牙齿轮廓的形状，以及图像灰度分布具有高度相似性，二维分割方法可从已分割切片中提取牙齿的形状与灰度先验信息，用于引导当前切片的分割，得到更精确的分割结果。本章首先介绍水平集方法的基本理论，然后介绍基于水平集方法的口腔 CT 图像牙齿分割的总体框架，以及单张切片的分割流程。此外，本章还重点介绍上述分割框架中降低二维分割方法累积误差的基本策略，包括牙齿先验轮廓的计算、相邻牙齿轮廓的分离，以及初始切片的选取与分割等。最后，介绍口腔 CT 图像中牙槽骨的分割方法。

## 2.1  水平集方法概述

众多科学与工程问题都涉及曲线(或曲面)演化问题。Osher 等[1]于 1988 年提出利用偏微分式(partial differential equations，PDE)隐式地表示这些曲线并建模它们的演化过程。在 Osher 等的隐式化方法中，二维闭合曲线是

通过三维连续函数 $\phi(x, y)$ $(x, y \in \Re)$ 的水平集表示的，因此称为水平集方法。隐式的表达方式将曲线的演化过程转化为求解 PDE 数值解的问题，可以避免显示表达曲线演化过程中对曲线的跟踪和参数化等问题，因此能够自然地适应演化中发生的融合、分裂等拓扑结构变化。因此，水平集方法已被成功应用于计算物理、最优化、流体力学、图像处理等领域。在图像处理领域，水平集方法在图像分割[2-4]、目标识别与跟踪[5-7]、图像修复[8-10]、图像增强[11-13]、图像三维重构[14-16]等方面都得到广泛应用。

### 2.1.1　曲线演化理论

二维空间曲线的演化过程(图 2-1)定义为给定的初始闭合曲线沿法线方向以给定的速度 $V_N$ 随时间运动变化的过程。以速度函数(尺度)$F$ 表示速度的大小，则 $V_N = FN$，其中 $N$ 为法向矢量。速度函数 $F$ 既可能受曲线内部作用力，如曲线曲率等的影响，也可能受与曲线无关的外部作用力的影响。在图像分割中，曲线的演化即闭合曲线在其自身作用力及图像像素的外部作用力下的运动过程。曲线的演化结果将图像平面分为前景区域(闭合曲线内部区域)和背景区域(闭合曲线外部区域)。

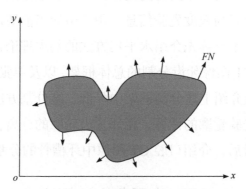

图 2-1　二维空间曲线的演化过程示意图

设随时间运动变化的二维闭合曲线为

$$C(s,t) = \big(x(s,t), y(s,t)\big) \tag{2-1}$$

其中，$t$ 为演化时间参数；$0 \leqslant s \leqslant 1$ 为曲线参数化变量。

式(2-1)定义的闭合曲线的法向矢量可表示为

$$N = \left( \frac{-y_s}{\sqrt{x_s^2 + y_s^2}}, \frac{x_s}{\sqrt{x_s^2 + y_s^2}} \right) \qquad (2\text{-}2)$$

其中，$x_s = \dfrac{\partial x(s,t)}{\partial s}$；$y_s = \dfrac{\partial y(s,t)}{\partial s}$。

描述曲线几何特征的另一个重要参数是曲线曲率 $k$，它表示曲线的弯曲程度。曲率越大，则曲线越弯曲。曲率的计算表达式为

$$k = \frac{\left| x_s y_{ss} - x_{ss} y_s \right|}{\left( x_s^2 + y_s^2 \right)^{\frac{3}{2}}} \qquad (2\text{-}3)$$

其中，$y_{ss} = \dfrac{\partial^2 y(s,t)}{\partial s^2}$；$x_{ss} = \dfrac{\partial^2 x(s,t)}{\partial s^2}$。

曲线的演化过程定义为

$$\begin{cases} \dfrac{\partial C(s,t)}{\partial t} = \left( \dfrac{\partial x(s,t)}{\partial t}, \dfrac{\partial y(s,t)}{\partial t} \right) = FN \\ C(s,0) = C_0(s) \end{cases} \qquad (2\text{-}4)$$

其中，$C_0(s)$ 为初始时刻(演化前)曲线参数上各点的位置；$F$ 为速度函数。

式(2-4)中，第一个方程表示曲线以速度 $V_N$ 演化的过程，第二个方程给定参数化曲线的初始条件。

基于曲线演化理论的图像分割方法的本质是将图像像素信息(灰度、梯度等)融合到速度函数 $F$ 中，然后求解式(2-4)定义的 PDE。式(2-4)可以采用有限差分方法得到精确的解，但利用该方法存在以下问题[17]。

(1) 曲线演化过程中难以处理曲线融合、分裂等拓扑结构变化。

(2) 在尖角等处曲线演化会出现奇异现象，难以得到"熵解"。

(3) 若速度函数依赖曲线的曲率，为了保证演化过程中曲线的稳定性，需要使用非常小的时间步长，求解效率较低。

(4) 难以扩展到高维空间的应用中。

### 2.1.2 水平集方法

在水平集方法中，二维闭合曲线是由三维曲面函数的零水平集隐式表示的。这个三维曲面函数称为水平集函数。利用水平集方法实现曲线演化并不直接跟踪曲线的位置，而是将曲线的演化转化为三维水平集函数曲面演化的隐式求解方式，使曲线的演化更为灵活，并能处理演化过程中拓扑结构的变化。

水平集方法实现曲线演化的示意图如图 2-2 所示。曲线从 $t_1$ 时刻演化到 $t_3$ 时刻。水平集方法实现曲线演化的基本思想是将移动的闭合曲线 $C(s, t)$ 以零水平集的隐式方式嵌入更高一维的曲面函数 $z = \phi(x, y, t)$ 中，通过曲面函数的演化间接地求解曲线演化。

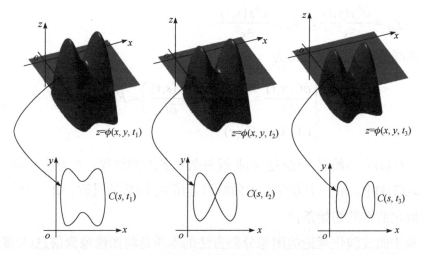

图 2-2　水平集方法实现曲线演化的示意图

水平集函数的数学定义是，设开集 $\Omega$ 内的闭集 $\omega$ 的边界曲线为 $C$，即 $C=\partial\omega$，若函数 $\phi(x, y)$ 满足以下条件(规定边界曲线内部点的水平集函数 $\phi(x, y)$ 为正)，则称函数 $\phi(x, y)$ 为水平集函数，即

$$\begin{cases} \phi(x, y) > 0, & (x, y) \in \omega \\ \phi(x, y) = 0, & (x, y) \in C \\ \phi(x, y) < 0, & (x, y) \in \omega^c \end{cases} \tag{2-5}$$

一类特殊的水平集函数是符号距离函数(signed distance function，SDF)。在 SDF 中，任一点$(x, y)$处的水平集函数值$\phi(x, y)$为该点到边界曲线$C$的最短距离。SDF 的梯度始终满足$|\nabla\phi| = 1$。

基于水平集方法，随时间运动变化的曲线$C(s,t)$的表达式定义为

$$C(s,t) = \left\{(x,y,t) \big| \phi(x,y,t) = 0\right\} \tag{2-6}$$

利用式(2-6)隐式表示曲线，则其曲率$k$可用下式计算得到，即

$$k = \frac{\phi_{xx}\phi_y^2 + \phi_{yy}\phi_x^2 - 2\phi_x\phi_y\phi_{xy}}{\left(\phi_x^2 + \phi_y^2\right)^{\frac{3}{2}}} \tag{2-7}$$

其中，$\phi_x = \dfrac{\partial\phi(x,y,t)}{\partial x}$；$\phi_y = \dfrac{\partial\phi(x,y,t)}{\partial y}$；$\phi_{xx} = \dfrac{\partial^2\phi(x,y,t)}{\partial x^2}$；$\phi_{yy} = \dfrac{\partial^2\phi(x,y,t)}{\partial y^2}$。

虽然水平集函数定义在整个$\Omega$平面上，但边界曲线$C$仅与水平集函数的零水平集直接相关。取零水平集方程$\phi(x, y, t)=0$，并对演化时间参数$t$求导，则有

$$\frac{\partial\phi}{\partial t} + \nabla\phi\frac{\partial(x,y)}{\partial t} = 0 \tag{2-8}$$

其中，$\dfrac{\partial(x,y)}{\partial t} = \dfrac{\partial C(t)}{\partial t}$为曲线移动变化的速度$V$，$V$可由法向分量$V_N$和切向分量$V_T$合成，即

$$\begin{aligned} V &= V_N + V_T \\ &= FN + F'T \end{aligned} \tag{2-9}$$

其中，$F$和$F'$分别为曲线在法向和切向上移动变化速度的大小；$N$和$T$分别为曲线的法向和切向矢量。

根据水平集函数的定义，水平集函数$\phi$在零水平集曲线$C$的切线方向上的变化为零。因此，水平集函数的梯度$\nabla\phi$与曲线$C$的法向同向。曲线$C$的单位法向矢量$N$可用水平集函数的梯度表示(基于曲线内部水平集函数为正，外部水平集函数为负的定义)，即

$$N = \frac{\nabla\phi}{|\nabla\phi|} \tag{2-10}$$

将式(2-9)和式(2-10)代入式(2-8)，可得

$$\frac{\partial \phi}{\partial t} = -|\nabla \phi| F \tag{2-11}$$

式(2-11)称为水平集的基本方程。根据初始曲线 $C_0$ 设定水平集函数的初始值 $\phi(x, y, 0)$，由式(2-11)可以确定演化时刻 $t$ 的水平集函数 $\phi(x, y, t)$，得到 $t$ 时刻的演化曲线。因此，式(2-11)也称为曲线演化的欧氏公式。

利用水平集方法隐式表示曲线演化具有以下优点[18]。

(1) 演化曲线随水平集函数 $\phi(x, y, t)$ 的演化而移动变化，因此可以自然地处理曲线的融合、分裂等拓扑结构变化。

(2) 水平集函数在演化过程中以函数的方式表示，易在离散网格上实现数值求解。

(3) 曲线的几何特征包括单位法向矢量和曲率等可以直接从水平集函数计算得到。

(4) 具有很好的扩展性，可以很方便地实现三维，甚至更高维的应用。

## 2.2　口腔 CT 图像牙齿分割总体框架

图 2-3 所示为二维逐切片分割方法分割单颌 CT 图像的总体框架。分割流程包括用户初始化和自动分割两个过程。在用户初始化阶段，用户手动选择一张初始切片(图 2-3 中切片 0)，并为每颗牙齿选定一个种子点。初始切片从包含所有牙齿轮廓且牙槽骨不与牙齿相连的牙颈或牙冠部位的切片中选择。选择的初始切片将三维 CT 图像分成牙冠切片和牙根切片两个部分。在自动分割阶段，分割算法自动完成每一张切片的分割。切片间的分割采用牙齿轮廓传递策略，从前 3 张已分割切片得到的牙齿轮廓计算当前切片牙齿的形状先验，用于初始化和指导当前切片的分割。对于牙冠和牙根的分割，分割过程分别沿着牙冠和牙根方向传递。

图 2-4 所示为单张切片的全自动分割流程(非初始切片)。相邻的牙齿可能相互粘连在一起，直接使用水平集方法进行分割会将相邻的牙齿识别

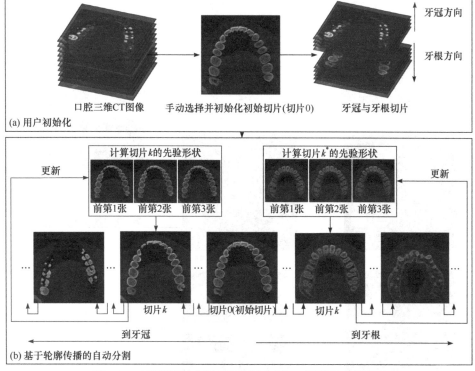

图 2-3　二维逐切片分割方法分割单颌 CT 图像的总体框架

为单个目标,从而导致独立牙齿分割失败。本书首先利用 Radon 变换计算可能接触的相邻牙齿的分离线(图 2-4(c))。在相邻牙齿分离线计算过程中,牙齿的形状先验(图 2-4(b))将作为限制分离线位置和方向的约束条件。计算得到的分离线使图像中相邻的牙齿相互独立。因此,各牙齿的分割可以在其 ROI 内独立地进行。各牙齿的 ROI 定义为以牙齿先验形状的重心为中心的图像窗。图像窗的长和宽依经验均设为 80 像素(图 2-4(d))。利用 Radon 变换[19]计算得到的分离线被用于限制 ROI 中各牙齿轮廓的可行域(图 2-4(e)),牙齿的分割仅在分离线的近中或远中方向的单侧进行。各牙齿的分割利用水平集方法实现,在受约束的 ROI 中进行(图 2-4(f))。最后,将从 ROI 中提取的牙齿轮廓融合到原图像平面即可得到当前切片最终的分割结果(图 2-4(g))。

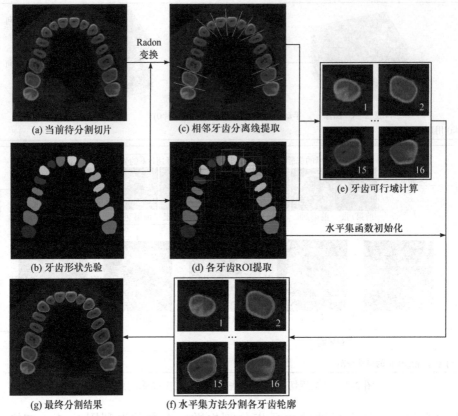

(a) 当前待分割切片　　(c) 相邻牙齿分离线提取

(b) 牙齿形状先验　　(d) 各牙齿ROI提取

(e) 牙齿可行域计算

水平集函数初始化

(g) 最终分割结果　　(f) 水平集方法分割各牙齿轮廓

图 2-4　单张切片的全自动分割流程

## 2.3　口腔 CT 图像牙齿分割中形状先验的计算

二维逐切片分割方法在相邻切片间采用牙齿轮廓传递策略,利用已分割切片得到的牙齿轮廓计算当前待分割切片牙齿的形状先验,实现当前切片牙齿轮廓的自动初始化。牙齿形状先验的准确性对牙齿与牙槽骨间的精确分割有重要作用。Gao 等[20]直接利用前一张切片的分割结果作为当前切片中待分割目标的形状先验。如果前一切片的分割结果出现较大误差,那么这种策略会将分割误差传递到当前切片,并引起当前切片(尤其是牙根部位的切片)分割结果的不准确,造成累积误差。Qiu 等[21]利用前 3 张切片分割结果的平均作为当前切片待分割目标的形状先验。这在一定程度上会有效降低前一切片分割结果不准确造成的累积误差。但以前 3 张切片分割结果的均值表示的形状先验与当前待分割切片中目标的真实形状轮廓存在较大的偏差。形状先验与目标真实形状轮廓间的较大偏差也会导致当前切片分割结果的不准确。

图 2-5 所示为牙齿轮廓在三维空间中的结构示意图。牙齿轮廓在从牙冠切片过渡到牙根尖切片的过程中，在特定方向上(尤其是舌侧/唇侧方向)有固定的收缩或扩张变形趋势。本书利用前 3 张切片分割得到的牙齿轮廓分析判断牙齿轮廓在切片间过渡时的收缩或扩张变形趋势，并由此估计当前切片待分割牙齿的先验形状[22]。

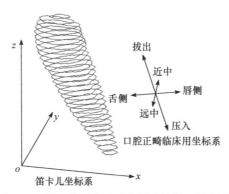

图 2-5　牙齿轮廓在三维空间中的结构示意图

轮廓的收缩或扩张变形可以通过轮廓嵌入的 SDF[23]的变化来检测。如果轮廓在一个局部范围有收缩变形，其对应的 SDF 在该局部范围内的值会降低；如果轮廓在一个局部范围有扩张变形，其对应的 SDF 在该范围内的值会增加。设当前待分割切片为第 $i$ 张切片，用 $\phi_{i-1}$、$\phi_{i-2}$ 和 $\phi_{i-3}$ 表示前 3 张已分割切片得到的牙齿形状轮廓的 SDF。对于图像平面上的任一点 $X \in$ $\mathbf{R}^2$，如果 $(\phi_{i-2}(X) - \phi_{i-1}(X))(\phi_{i-3}(X) - \phi_{i-2}(X)) \geqslant 0$，则说明前 3 张已分割切片得到的牙齿轮廓在该点附近具有一致的收缩或扩张变形趋势，可以认为该点处前一张切片的分割结果是可信的。此时，前一张切片在该点处的分割结果可直接作为当前切片的形状先验信息。如果 $(\phi_{i-2}(X) - \phi_{i-1}(X))$ $(\phi_{i-3}(X) - \phi_{i-2}(X)) < 0$，则说明前 3 张已分割切片得到的牙齿轮廓在该点附近没有一致的收缩或扩张变形趋势。因此，前一张切片在该点处的分割

结果不可信，可能出现边界泄露等问题，需要使用该点处前 3 张切片分割结果的平均作为当前切片的形状先验信息，以免造成累积误差。

根据上述分析，以 $S_0$ 表示当前切片(第 $i$ 张切片)待分割牙齿先验形状的二值图像，其计算公式为

$$S_0(X) = \begin{cases} B\big(\phi_{i-1}(X)\big), & \phi_{12}(X)\phi_{23}(X) \geqslant 0 \\ B\big(\phi_{i-1}(X) + \phi_{i-2}(X) + \phi_{i-3}(X)\big), & \text{其他} \end{cases} \tag{2-12}$$

其中，$\phi_{12} = \phi_{i-2} - \phi_{i-1}$；$\phi_{23} = \phi_{i-3} - \phi_{i-2}$；$B(X)$ 为阈值操作算子(阈值设置为 0)。

图 2-6 所示为利用不同方法计算牙齿形状先验结果的比较。图 2-6(a) 为前 3 张切片分割得到的牙齿轮廓，分别表示第 $i$–1 张、第 $i$–2 张与第 $i$–3 张切片分割得到的牙齿轮廓。图 2-6(b)为不同方法计算得到的牙齿先验形状轮廓，分别表示直接利用前一张切片(第 $i$–1 张)的轮廓(Gao 等[20])、前 3 张切片分割结果的平均形状轮廓(Qiu 等[21])、本书方法计算的轮廓。图 2-6(c) 为手动提取的当前切片(第 $i$ 张)牙齿真实轮廓。由此可知，当前一切片分割结果不准确时，利用前 3 张切片分割结果的平均得到的形状先验虽然可以有效降低前一张切片结果的误差，但也增加了与待分割牙齿真实轮廓间的偏差。采用本书方法的结果既保留了前一张切片分割结果中相对准确部分的牙齿轮廓，同时也消除了前一张分割结果中存在的较大误差。因此，利用本书方法从前 3 张已分割切片的分割结果计算当前切片待分割牙齿的形状先验，得到的结果更加准确可靠，可以有效降低轮廓传递策略中前面切片分割结果不准确造成的累积误差。

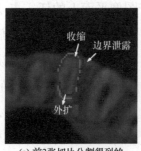 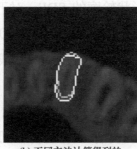 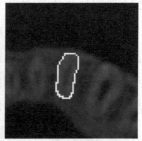

(a) 前3张切片分割得到的　　　　(b) 不同方法计算得到的　　　　(c) 手动提取的当前切片
　　牙齿轮廓　　　　　　　　　　牙齿先验形状轮廓　　　　　　　牙齿真实轮廓

图 2-6　利用不同方法计算牙齿形状先验结果的比较

## 2.4　口腔 CT 图像牙齿分割中相邻牙齿轮廓的分离

相邻的牙齿在牙冠或牙根部位都可能相互接触,造成牙齿间分界线的丢失。直接对图像进行分割,分割算法可能将相邻的牙齿识别为单个目标造成独立牙齿分割失败。为分割出独立的牙齿,需要首先考虑相邻牙齿二维轮廓或三维曲面的分离问题。

### 2.4.1　已有的相邻牙齿分离方法及存在的问题

为了分离相邻的牙齿,研究者提出多种方法。Gao 等[20, 24]采用耦合水平集分割方法,相邻的牙齿轮廓使用不同的水平集曲线表示。在分割过程中,相邻牙齿的水平集曲线耦合迭代,通过限制耦合水平集曲线在迭代过程中出现覆盖相交实现相邻牙齿的分离。在耦合迭代过程中,不同牙齿的水平集曲线相互关联,同一次迭代需要依次更新所有牙齿的水平集曲线。因此,这种方法对同一图像中不同牙齿的分割只能采用串行的方式进行,无法应用高效的并行分割方式。另外,这种方法分离相邻牙齿实质上是依赖相邻牙齿水平集曲线在耦合迭代过程中的竞争而没有考虑任何的图像数据。由于相邻牙齿的水平集曲线在迭代过程中具有相同的竞争力,其最终的分割结果不会因为图像数据的分布偏好于某一边,而是在很大程度上取决于相邻牙齿初始水平集曲线的位置。如果某一切片相邻牙齿的初始水平集曲线存在偏差,偏向于某一颗牙齿,最终分割得到的齿廓线可能会有偏差,并传播到后续切片,造成累积误差。

Gao 等[25]利用图像的三维投影求取相邻牙齿在三维空间的分离平面。其流程示意图如图 2-7 所示。该方法假设三维空间中存在一个平面,可以将相邻的牙齿完全分离开,而三维图像沿该分离平面方向的灰度投影达到最小值。因此,提取分离平面的过程实质是求三维图像灰度面投影(面积分)最小值的过程。首先,利用图像灰度阈值分割、牙齿的形态特征、形态学操作,以及多项式拟合等过程从 CT 图像中提取牙颌的牙弓曲线(图 2-7(b))。

然后，对牙弓曲线上的每一点搜索过该点的三维图像灰度面投影最小值及其所对应的平面(图 2-7(c))。计算出的牙弓曲线上点的图像灰度面投影值构成一条图像灰度面投影曲线(图 2-7(d))。曲线中的局部极小值点对应的平面即相邻牙齿间的分离平面。为了避免牙髓等灰度较低的软组织对分离平面提取造成的干扰，Kim 等[26]对 Gao 等的方法进行了改进。改进的方法主要对候选出的分离平面加入图像梯度向量检测，只有分离平面上牙齿像素的图像梯度向量与分离平面法向向量同向时才认为分离平面是有效的。

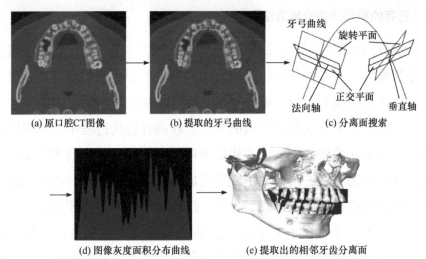

(a) 原口腔CT图像　　　(b) 提取的牙弓曲线　　　(c) 分离面搜索

(d) 图像灰度面积分布曲线　　　(e) 提取出的相邻牙齿分离面

图 2-7　利用图像的三维投影求相邻牙齿在三维空间分离平面的流程示意图[25]

上述方法通过求取相邻牙齿间的分离平面将待分割的牙齿分离为完全独立的区域，使后续牙齿二维轮廓或三维表面的分割更加灵活高效。然而，该方法的前提是空间中存在一个平面能将相邻的牙齿完全分离开，但不同层的 CT 切片相邻牙齿(尤其是一些畸形的牙齿)的分离线可能并不共面[27]。因此，某些相邻牙齿的分离面为一曲面，使用简单的平面代替曲面不能得到准确的结果。图 2-8 所示为利用 Gao 等的方法分离相邻牙齿的结果。

为解决不同层 CT 切片中相邻牙齿轮廓分离线不共面的问题，杨玲等[26]和李文玉等[28,29]在二维 CT 切片上提取相邻牙齿间的齿廓线。杨玲等首先在二维 CT 切片上提取该切片的牙弓曲线，然后计算牙弓曲线上各点

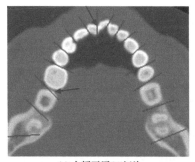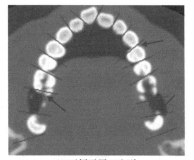

(a) 上颌牙冠CT切片　　　　　　　　　　　　(b) 下颌牙冠CT切片

图 2-8　利用 Gao 等的方法分离相邻牙齿的结果[24]

垂线上图像灰度的线积分，构成图像灰度线积分曲线。图像灰度线积分曲线上局部最小值点对应的牙弓曲线上点的垂线即相邻牙齿轮廓间的分离线。李文玉等利用曲线插值的方法重构相邻牙齿间丢失的齿廓线。该方法首先利用边缘检测方法提取二维 CT 切片中牙列的外轮廓线，根据外轮廓线确定相邻牙齿轮廓相交的交汇点。交汇点即相邻牙齿间丢失的齿廓线的端点。然后，利用三次 B 样条插值拟合同一侧(舌侧或唇侧)两相邻交汇点间的外轮廓线，根据外轮廓线确定丢失齿廓线端点的一阶导矢。最后，利用 Hermit 样条插值，由确定的端点及端点处的一阶导矢拟合相邻牙齿间丢失的齿廓线。上述方法对不同的切片独立地提取相邻牙齿的分离线，可以避免平面分离相邻牙齿结果不准确的问题。然而，由于只利用单层切片的局部信息而没有考虑不同切片间牙齿轮廓的对应关系，上述方法可能错误地将同一牙齿的不同分支分离为不同的牙齿。图 2-9 所示为利用杨玲等的方法分离相邻牙齿轮廓的结果。

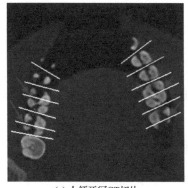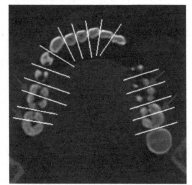

(a) 上颌牙冠CT切片　　　　　　　　　　　　(b) 下颌牙冠CT切片

图 2-9　利用杨玲等的方法[26]分离相邻牙齿轮廓的结果

### 2.4.2　基于 Radon 变换的相邻牙齿分离线提取

基于同一切片中相邻牙齿的轮廓可用一条直线完全分离开的假设，本书利用局部图像区域的 Radon 变换[19]提取相邻牙齿间的分离线。

图像的 Radon 变换实质是图像在所有直线上一维投影(线积分)的集合。图 2-10 所示为图像在固定角度方向的不同距离直线上的线积分灰度线投影示意图。所有偏移角度方向的不同距离直线的线积分构成图像的 Radon 变换。

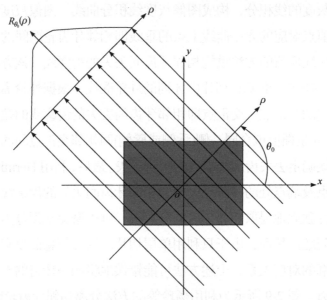

图 2-10　图像在固定角度方向的不同距离直线上的灰度线投影示意图

对于给定的图像 $I(x,y)(x,y \in R)$ ，其 Radon 变换定义为

$$R(\theta, \rho)I(x,y) = \int_l I(x,y)\mathrm{d}l \tag{2-13}$$

其中，$l$ 为图像进行线积分所在的直线(与原点距离为 $\rho$ ，垂线方向与横坐标轴($x$ 轴)偏移角度为 $\theta$ )。

由于直线上所有的点满足以下方程，即

$$x\cos\theta + y\sin\theta = \rho \tag{2-14}$$

因此，Radon 变换方程(2-13)可写为

$$R(\theta,\rho)I(x,y) = \iint I(x,y)\delta(\rho - x\cos\theta - y\sin\theta)\mathrm{d}x\mathrm{d}y \qquad (2\text{-}15)$$

其中，$\delta(\cdot)$ 为单位冲激函数。

在包含成对相邻牙齿区域的局部图像平面上，图像灰度的线积分在相邻牙齿轮廓的分离线上取得极小值。因此，相邻牙齿轮廓的分离线对应局部图像平面上图像 Radon 变换的局部极小值点 $(\theta_0, \rho_0)$。给定图像中成对待分离牙齿的先验形状轮廓，利用图像的 Radon 变换求取相邻牙齿分离线的流程示意图如 2-11 所示。首先，对两牙齿的先验形状轮廓进行开运算。如果开运算后两轮廓不相交，则说明两牙齿轮廓相距足够远，因此不需要求取两牙齿的分离线。如果开运算后两轮廓相交，则利用两相交轮廓构成的连通轮廓的最小外接矩形作为相邻待分离牙齿的 ROI。然后，对 ROI 的局部图像进行 Radon 变换，从局部图像 Radon 变换的局部极小值点中即可得到相邻牙齿的分离线。

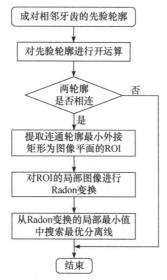

图 2-11　利用图像的 Radon 变换求取相邻牙齿分离线的流程

相邻牙齿分离线对应的 Radon 变换中的局部极小值点 $(\theta_0, \rho_0)$ 需满足两个约束条件。其示意图如图 2-12 所示。

(1) $\theta_0$ 需要近似等于牙齿先验形状轮廓开运算后相交轮廓构成的连通

轮廓长轴与横坐标轴间的夹角 $\alpha$（$\theta_0$ 与 $\alpha$ 的夹角不大于 20°），以保证求得的分离线近似垂直于牙弓曲线。

(2) $\rho_0$ 需要限制在两牙齿先验形状轮廓的质心范围内。

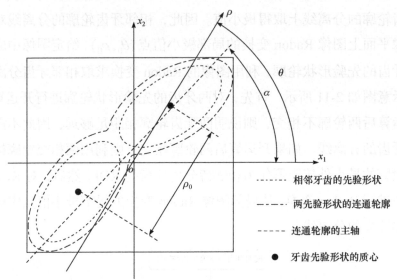

图 2-12　相邻牙齿轮廓分离线对应图像 Radon 变换的局部极小值点 $(\theta_0, \rho_0)$ 的约束条件示意图

### 2.4.3　实验结果与分析

图 2-13 所示为利用 Radon 变换提取上下颌 CT 切片牙冠与牙根部位相邻牙齿分离线的结果。实验结果显示，所有相邻牙齿(足够靠近时)的分离线都被准确地提取来。同时，本书基于 Radon 变换的方法可以实现同一牙齿不同分支的聚类。本书基于 Radon 变换提取相邻牙齿分离线的方法与杨玲等[26]的方法具有一定的相似性，都是利用搜索图像灰度一维投影中的局部极小值点来提取分离线。杨玲等[26]的方法首先根据单张切片图像的灰度提取牙弓曲线，然后在牙弓曲线垂线方向上利用灰度投影搜索分离线。本书首先利用图像 Radon 变换提取分离线，避免牙弓曲线提取不准确带来的误差。其次，Radon 变换提取的分离线方向并不局限于牙弓的垂线方向，提取的分离线精度更高。再次，杨玲等的方法直接根据灰度投影曲线上的局部极小点确定是否存在相邻牙齿的分离线。对于有多分支的牙齿，不同

分支间隙处的灰度投影也对应于灰度投影曲线上的局部极小值点，利用该方法会有过分离问题，即将同一牙齿的分支分离为不同的部分。本书将待分离相邻牙齿的先验形状作为分离线的约束条件。分离线始终处于相邻牙齿先验形状的交界或临界交界处，从而避免同一牙齿不同分支过分离的问题。

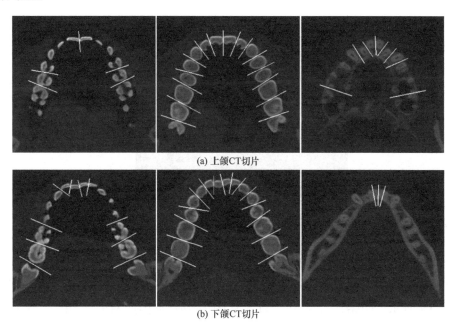

(a) 上颌CT切片

(b) 下颌CT切片

图 2-13　利用 Radon 变换提取上下颌 CT 切片牙冠与牙根部位相邻牙齿分离线的结果

## 2.5　口腔 CT 图像牙齿分割中初始切片的选择与分割

### 2.5.1　初始切片的选择

如前所述，本书分割方法需要首先手动选择一张初始切片，并在该切片上选定每颗牙齿的种子点。分割从这张初始切片开始，分别沿着牙冠和牙根方向传递迭代。由于切片间采用牙齿轮廓传递策略，已分割切片的牙齿轮廓将为后续待分割切片提供牙齿的形状先验信息，用于初始化牙齿轮廓，并限制牙齿水平集曲线的演化。若初始切片的分割结果不准确，可能使后续切片牙齿形状先验的计算出现错误并最终造成整个三维 CT 图像分割失败。因此，初始切片的准确分割对于后续其他切片的分割至关重要。

图 2-14 所示为牙齿的解剖结构示意图。由此可知，在牙齿的牙颈及其邻近的牙冠部位的切片中，牙齿不会出现多分支结构，并且牙根组织尚未出现。从这些部位选择初始切片，牙齿的分割相对简单。因此，本书将从牙颈及其邻近牙冠部位的切片中选择初始切片。

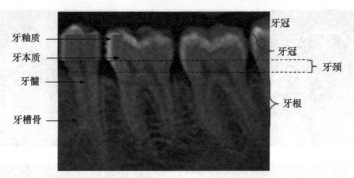

图 2-14　牙齿的解剖结构示意图

### 2.5.2　初始切片的分割

对于初始切片，由于没有其他已分割切片为其提供牙齿先验形状，因此不能采用图 2-3 所示的轮廓传递分割策略。初始切片分割流程示意图如图 2-15 所示。初始切片的分割首先从图像中分割出所有骨骼组织，包括牙齿、牙槽骨及其他颌骨组织。为了保证能得到完整光滑的牙齿轮廓，本书利用局部自适应阈值分割实现骨骼组织的分割。提取骨骼组织后，利用在手动初始化阶段选择的牙齿种子点从骨骼组织中检测牙齿组织。在提取的骨骼组织中，只有与种子点相交的区域才可能是牙齿组织的区域。在经过种子点检测得到的牙齿区域中，若同一区域与不同牙齿的种子点相交，则说明这一区域是不同牙齿粘连在一起构成的。初始切片中相连牙齿轮廓分离线提取流程示意图如图 2-16 所示。此时，需要利用局部图像的 Radon 变换提取相邻牙齿的分离线，以得到独立牙齿。

上述初始切片分割方法的前提是，假设选择的初始切片中牙齿轮廓与牙槽骨轮廓不相连。对于上牙颌，上述假设始终成立，但对于某些患者的下牙颌，CT 图像中畸形的第三磨牙牙颈，甚至牙冠部位都可能与牙槽骨

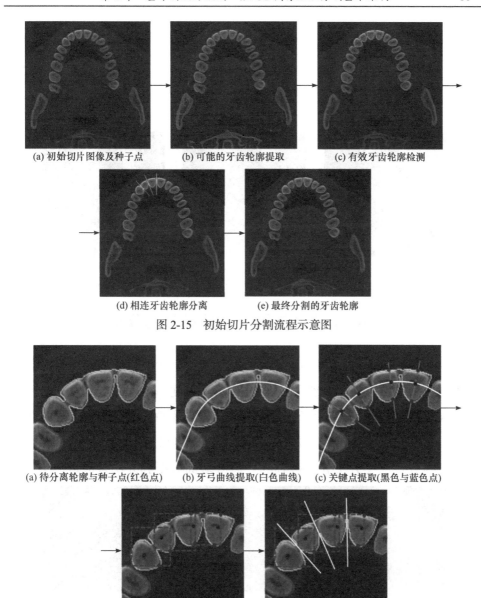

(a) 初始切片图像及种子点　　　(b) 可能的牙齿轮廓提取　　　(c) 有效牙齿轮廓检测

(d) 相连牙齿轮廓分离　　　(e) 最终分割的牙齿轮廓

图 2-15　初始切片分割流程示意图

(a) 待分离轮廓与种子点(红色点)　　(b) 牙弓曲线提取(白色曲线)　　(c) 关键点提取(黑色与蓝色点)

(d) ROI提取(红色虚线矩形框)　　　(e) 相邻牙齿分离线(白色线段)提取

图 2-16　初始切片中相连牙齿轮廓分离线提取流程示意图

相连。在这种情况下，初始切片分割方法将导致第三磨牙与牙槽骨的分割失败。下颌初始切片第三磨牙自动分割失败时的后处理流程示意图如图 2-17 所示。当下颌第三磨牙与牙槽骨分割失败时，需要用户手动给定第三磨牙-牙槽骨的分割边界(图 2-17(b)中的白色曲线)。手动给定的第三磨牙-牙槽骨的分割边界将自动分割得到的第三磨牙区域划分为两部分，其中与手动初始阶段给定的种子点相交的部分即真实的第三磨牙区域(图 2-17(c))。

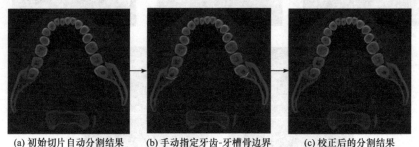

(a) 初始切片自动分割结果　　(b) 手动指定牙齿-牙槽骨边界　　(c) 校正后的分割结果

图 2-17　下颌初始切片第三磨牙自动分割失败时的后处理流程示意图

## 2.6　口腔 CT 图像中牙槽骨的分割

在口腔 CT 图像中，图像像素可分为牙齿、牙槽骨、软组织、空气。牙齿与牙槽骨可看作是硬组织，他们的图像灰度与另外两类相比，具有明显的区分度，其分割相对易于实现。对于牙槽骨的分割，本书首先利用局部自适应阈值分割从口腔 CT 图像中分割出硬组织区域，然后去除利用 2.3 节提出的分割框架方法分割得到的牙齿区域即可得到牙槽骨区域。图 2-18

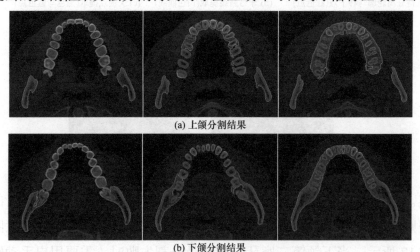

(a) 上颌分割结果

(b) 下颌分割结果

图 2-18　某患者部分 CT 切片的牙槽骨轮廓

所示为利用局部自适应阈值分割方法分割得到的某患者部分 CT 切片的牙槽骨轮廓。

## 2.7　本　章　小　结

基于传统方法的口腔 CT 图像的组织分割包括直接的三维分割和二维的逐切片分割两大类方法。与直接的三维分割方法相比，二维的逐切片分割方法在牙齿轮廓初始化方面具有更好的可操作性(仅需初始化单张 CT 切片)，并且能直接利用相邻切片间牙齿的形状与灰度相关性来指导分割，从而获得更高的分割精度。由于上述优点，本书采用二维逐切片分割方法，并以水平集这类最典型的二维逐切片分割方法为例详细介绍各类临床口腔 CT 图像的分割算法。本章首先介绍水平集方法的基本理论，然后介绍利用水平集这类二维逐切片分割方法进行 CT 图像组织分割的基本框架。本书中的二维逐切片分割方法为半自动方法，分割过程包括手动初始化和全自动分割两个阶段。为降低牙齿轮廓传递策略所造成的累积误差，本书利用三维空间中牙齿轮廓在相邻切片间的收缩/扩张变形趋势，从前 3 张已分割切片得到的牙齿轮廓自动计算当前切片牙齿的形状先验。由于相邻的牙齿可能相互粘连在一起，直接对图像中所有牙齿进行分割可能将相邻的牙齿识别为单个目标，造成独立牙齿分割失败。为此，本书提出利用 Radon 变换求取相邻牙齿的分离线。求取的分离线使图像中相邻牙齿的分割相互独立，后续各牙齿的分割将在分离线的近中或远中侧的局部 ROI 中独立进行。实验结果验证了利用 Radon 变换求取相邻牙齿分离线方法的可靠性。

### 参 考 文 献

[1] Osher S, Sethian J A. Fronts propagating with curvature-dependent speed: Algorithms based on Hamilton-Jacobi formulations[J]. Journal of Computational Physics, 1988, 79:12-49.

[2] Marques R C P, Medeiros F N, Nobre J S. SAR image segmentation based on level set approach and $G_A^0$ model[J]. IEEE Transactions on Pattern Analysis and Machine Intelligence, 2012, 34(10): 2046-2057.

[3] Andersson T, Lathen G, Lenz R, et al. Modified gradient search for level set based image segmentation[J]. IEEE Transactions on Image Processing, 2013, 22(2): 621-630.

[4] Wang L F, Pan C H. Robust level set image segmentation via a local correntropy-based K-means clustering[J]. Pattern Recognition, 2014, 47(5): 1917-1925.

[5] Mansouri A R. Region tracking via level set PDEs without motion computation[J]. IEEE Transactions on Pattern Analysis and Machine Intelligence, 2002, 24(7): 947-961.

[6] Fussenegger M, Roth P, Bischof H, et al. A level set framework using a new incremental, robust active shape model for object segmentation and tracking[J]. Image and Vision Computing, 2009, 27(8): 1157-1168.

[7] Dzyubachyk O, van Cappellen W A, Essers J, et al. Advanced level-set-based cell tracking in time-lapse fluorescence microscopy[J]. IEEE Transactions on Medical Imaging, 2010, 29(6): 852-867.

[8] Combettes P L, Luo J. An adaptive level set method for nondifferentiable constrained image recovery[J]. IEEE Transactions on Image Processing, 2002, 11(11): 1295-1304.

[9] Huan Z D, Kong L H, Zuo X I. A feature-oriented forward-backward diffusion model for intensity image restoration based on level set motion[J]. International Journal of Computer Mathematics, 2009, 86(12): 2072-2094.

[10] Du X J, Cho D, Bui T D. Image segmentation and inpainting using hierarchical level set and texture mapping[J]. Signal Processing, 2011, 91(4): 852-863.

[11] Zhong J M. Wavelet-based multiscale level-set curve evolution and adaptive statistical analysis for image denoising[J]. Journal of Electronic Imaging, 2006, 15(4): 43004.

[12] Bini A A, Bhat M S. Despeckling low SNR, low contrast ultrasound images via anisotropic level set diffusion[J]. Multidimensional Systems and Signal Processing, 2014, 25(1): 41-65.

[13] Bini A A, Bhat M S. A nonlinear level set model for image deblurring and denoising[J]. Visual Computer, 2014, 30(3): 311-325.

[14] Jin H L, Cremers D, Wang D J, et al. 3-D reconstruction of shaded objects from multiple images under unknown illumination[J]. International Journal of Computer Vision, 2008, 76(3): 245-256.

[15] Yoon S. Pineda A R, Fahrig R. Simultaneous segmentation and reconstruction: A level set method approach for limited view computed tomography[J]. Medical Physics, 2010, 37(5): 2329-2340.

[16] Ma Z, Jorge R N, Mascarenhas T, et al. A level set based algorithm to reconstruct the urinary bladder from multiple views[J]. Medical Engineering & Physics, 2013, 35(12): 1819-1824.

[17] 罗红根, 朱利民, 丁汉.基于主动轮廓模型和水平集方法的图像分割技术[J]. 中国图象图形学报, 2006, 11(3): 301-309.

[18] 方江雄. 基于变分水平集的图像分割方法研究[D]. 上海: 上海交通大学, 2012.

[19] Deans S R. The Radon Transform and Some of Its Applications[M]. New York: Dover Publications, 2007.

[20] Gao H, Chae O. Individual tooth segmentation from CT images using level set method with shape and intensity prior[J]. Pattern Recognition, 2010, 43(7): 2406-2417.

[21] Qiu W, Yuan J, Ukwatta E, et al. Three-dimensional prostate segmentation using level set with shape constraint based on rotational slices for 3D end-firing TRUS guided biopsy[J]. Medical Physics, 2013, 40(7): 72903-72912.

[22] Gan Y, Xia Z, Xiong J, et al. Tooth and alveolar bone segmentation from dental computed tomography images[J]. IEEE Journal of Biomedical and Health Informatics, 2018, 22(1): 196-204.

[23] Kimura M, Notsu H. A level set method using the signed distance function[J]. Japan Journal of Industrial and Applied Mathematics, 2002, 19(3): 415-446.

[24] Gao H, Chae O. Touching tooth segmentation from CT image sequences using coupled level set method[C]//Proceedings of the IET International Conference on Visual Information Engineering, Xi'an, 2008: 382-387.

[25] Gao H, Chae O. Automatic tooth region separation for dental CT images[C]//Proceedings of the Third 2008 International Conference on Convergence and Hybrid Information Technology, Busan, 2008: 897-901.

[26] Kim G, Lee J, Seo J, et al. Automatic teeth axes calculation for well-aligned teeth using cost profile analysis along teeth center arch[J]. IEEE Transactions on Biomedical Engineering, 2012, 59(4): 1145-1154.

[27] 杨玲, 王中科, 王云鹏. 牙缝约束下模糊连接法对单颗牙齿的分割[J]. 计算机工程与设计, 2009, 30(21): 5031-5034.

[28] 李文玉, 王钰, 王靖. 对在 CT 中不可见相邻齿廓线自动重构的研究[J]. 计算机仿真, 2009, 26(5): 213-216.

[29] 李文玉, 王钰, 徐敏. 基于样条曲线的 CT 牙列图像齿间轮廓重构的研究[J]. 生物医学工程研究, 2009, 28(1): 28-30.

# 第 3 章　基于混合水平集模型的独立牙齿分割方法

本章介绍一种混合水平集模型,用于从各牙齿 ROI 的可行域中分割出牙齿。混合水平集模型的能量函数由全局灰度能量、局部灰度能量、牙齿形状约束能量,以及边界检测能量构成。其中,全局灰度能量和局部灰度能量用于解决牙齿形状拓扑结构变化并快速地驱使零水平集曲线朝着牙齿边界移动;边界检测能量被集成到水平集曲线长度规范化项中用于平滑水平集曲线并提高其边界定位精度;牙齿形状约束能量用于约束水平集曲线朝着牙齿先验形状演化。

## 3.1　用于口腔 CT 图像牙齿分割的混合水平集模型

由于水平集方法的诸多优点,近几年来被广泛应用于医学图像分割。根据使用的图像信息等特点,已有的水平集分割方法可分为四类模型,即边界型模型(edge-based model)[1-3]、区域型模型(region-based model)[4-7]、形状先验型模型(shape prior-based model)[8-10]和混合型模型(hybrid-based model)[11-14]。边界型模型利用图像的梯度信息使曲线演化停止在目标边界上。这类模型通常对水平集函数初始条件和图像噪声较为敏感。同时,由于曲线演化主要依赖梯度信息,在弱边界处图像梯度不明显,演化曲线会穿过物体真实的边界,产生边界泄露的现象。区域型模型利用图像的灰度分布驱动曲线的演化,可以解决边界型模型对梯度不明显的弱边界处分割不理想的问题。这一类模型又可分为全局区域型模型[4,5]和局部区域型模型[6,7]。全局区域型模型利用整个图像平面上背景和前景的灰度分布来决定目标边界的位置。这类模型对水平集函数的初始条件,以及图像噪声有很好的鲁棒性,但是不能处理图像灰度分布不均匀的情况。对于前景和背景灰度分布相似的图像，这类模型会出现分割失败的情况。为了解决灰度分布不均匀图像的分割问题，研究者提出局部区域型模型，利用图像局部区域的灰度统计信息实现边界的定位。局部区域型模型由于仅使用局部图像的信息，其分割结果对水平集函数的初始条件较为敏感。当初始轮廓不在目标真实边界的局部范围内时，曲线演化会非常缓慢，并可能出现分割失败的情况[3,4]。由于物体遮挡等问题可能造成图像中目标边界的丢失，仅从图像自身的灰度和梯度等信息很难分割提取目标真实的已丢失的边界。形状先验型模型将训练得到的目标形状引入水平集方法中。零水平集曲线除了受到来自图像自身作用力的驱动演化，也受到目标形状先验的约束朝着先验形状演化。混合型模型综合考虑各类模型的优缺点，将边界型模型、区域型模型、形状先验型模型进行结合，实现更精确地分割。

在口腔 CT 图像中，牙根与周围牙槽骨间的灰度非常相似，清晰的牙根-牙槽骨边界往往并不存在。牙齿及其以外的区域都由骨骼组织和软组织两部分构成。在图像中，牙齿及背景区域灰度分布极不均匀。同时，牙齿在牙冠和牙根部位都可能分裂为多个分支，并且拓扑结构变化复杂。由于口腔 CT 图像的上述特点，仅使用单一类型的水平集模型很难实现牙齿的精确分割。为此，本书提出一种集成局部灰度能量、全局灰度能量、边界检测能量，以及形状先验约束能量的混合水平集模型[15]用于口腔 CT 图像牙齿的分割。在混合水平集模型中，局部灰度能量和边界检测能量可以保证牙齿组织分割的准确性；全局灰度能量可以解决牙齿拓扑结构变化，并驱动远离牙齿边界的零水平集曲线朝边界迅速演化；形状先验约束能量可以约束零水平集曲线演化范围。

### 3.1.1 局部灰度能量

本书以 Li 等[7]的局部二值拟合(local binary fitting, LBF)模型作为混合水平集模型中的局部灰度能量项。LBF 模型在分割灰度不均匀图像中的弱边界目标时可以取得较高的精度。以 $\Omega$ 表示图像平面，$I: \Omega \rightarrow \Re$ 表示给定的灰度图像，$\phi: \Omega \rightarrow \Re$ 表示 $\Omega$ 平面上的水平集函数，LBF 模型的能量函数

定义为

$$F_{\text{LBF}}(\phi, f_1, f_2) = \lambda_1 \int_{\Omega} \left( \int_{\Omega} K_{\sigma}(X - Y) \mid I(Y) - f_1(X) \mid^2 H_{\varepsilon}(\phi(Y)) \mathrm{d}Y \right) \mathrm{d}X$$

$$+ \lambda_2 \int_{\Omega} \left( \int_{\Omega} K_{\sigma}(X - Y) \mid I(Y) - f_2(X) \mid^2 (1 - H_{\varepsilon}(\phi(Y))) \mathrm{d}Y \right) \mathrm{d}X$$

$$+ \mu \int_{\Omega} \delta_{\varepsilon}(\phi(X)) \left| \nabla \phi(X) \right| \mathrm{d}X$$

$$(3\text{-}1)$$

其中，$X, Y \in \Re^2$ 为图像平面上的点；$\lambda_1$、$\lambda_2$ 和 $\mu$ 为正值权重系数；$K_{\sigma}$ 为以 $\sigma$ 作为尺度系数(本书取 $\sigma = 2$)的高斯核；$f_1(X)$ 和 $f_2(X)$ 分别为点 $X$ 处零水平集曲线内部和外部的局部灰度均值；$H_{\varepsilon}$ 为规范化的赫维赛德函数；$\delta_{\varepsilon}$ 为规范化的狄拉克 $\delta$ 函数。

$H_{\varepsilon}$ 和 $\delta_{\varepsilon}$ 的表达式为[4]

$$H_{\varepsilon}(z) = \frac{1}{2} \left( 1 + \frac{2}{\pi} \arctan\left( \frac{z}{\varepsilon} \right) \right) \tag{3-2}$$

$$\delta_{\varepsilon}(z) = \frac{1}{2\varepsilon} \left( 1 + \cos\left( \frac{\pi z}{\varepsilon} \right) \right) \tag{3-3}$$

其中，$z \in \Re$ 为函数自变量；$\varepsilon$ 为规范化系数，本书按经验取 $\varepsilon = 1$。

式(3-1)中的前两项为局部灰度拟合能量，第三项通过惩罚水平集曲线的长度来平滑水平集曲线。假设图像局部灰度是高斯分布，基于最大后验概率(maximum aposterior probability，MAP)分割，式(3-1)可改写为[16, 17]

$$F_{\text{local}}(\phi, f_1, f_2, \sigma_1, \sigma_2)$$

$$= \int_{\Omega} \left[ \int_{\Omega} K_{\sigma}(X - Y) \left( \frac{\left| I(Y) - f_1(X) \right|^2}{2\sigma_1(X)^2} + \log \sigma_1(X) \right) H_{\varepsilon}(\phi(Y)) \mathrm{d}Y \right] \mathrm{d}X$$

$$+ \int_{\Omega} \left[ \int_{\Omega} K_{\sigma}(X - Y) \left( \frac{\left| I(Y) - f_2(X) \right|^2}{2\sigma_2(X)^2} + \log \sigma_2(X) \right) (1 - H_{\varepsilon}(\phi(Y))) \mathrm{d}Y \right] \mathrm{d}X$$

$$+ \mu \int_{\Omega} \delta_{\varepsilon}(\phi(X)) \left| \nabla \phi(X) \right| \mathrm{d}X$$

$$(3\text{-}4)$$

其中，$\sigma_1$ 和 $\sigma_2$ 为图像在零水平集曲线内部和外部的局部范围内灰度的标准差。

与 LBF 模型原始能量函数式(3-1)相比，能量函数式(3-4)引入图像的局部标准差。原模型中零水平集曲线内部和外部的局部灰度拟合能量的权重系数 $\lambda_1$ 和 $\lambda_2$ 通过 $\sigma_1$ 和 $\sigma_2$ 自动确定。事实上，能量函数式(3-1)可看作能量函数式(3-4)的特例，当图像灰度的标准差为常数时，两式具有相同的形式。

式(3-4)中的 $f_1$、$f_2$、$\sigma_1$、$\sigma_2$ 可通过固定水平集函数 $\phi$ 时，极小化式(3-4)得到，即

$$f_1(X) = \frac{\int_\Omega K_\sigma(X-Y)I(Y)H_\varepsilon(\phi(Y))\mathrm{d}Y}{\int_\Omega K_\sigma(X-Y)H_\varepsilon(\phi(Y))\mathrm{d}Y} \tag{3-5}$$

$$f_2(X) = \frac{\int_\Omega K_\sigma(X-Y)I(Y)(1-H_\varepsilon(\phi(Y)))\mathrm{d}Y}{\int_\Omega K_\sigma(X-Y)(1-H_\varepsilon(\phi(Y)))\mathrm{d}Y} \tag{3-6}$$

$$\sigma_1(X) = \frac{\int_\Omega K_\sigma(X-Y)\left|I(Y)-f_1(Y)\right|^2 H_\varepsilon(\phi(Y))\mathrm{d}Y}{\int_\Omega K_\sigma(X-X)H_\varepsilon(\phi(Y))\mathrm{d}y} \tag{3-7}$$

$$\sigma_2(X) = \frac{\int_\Omega K_\sigma(X-Y)\left|I(Y)-f_2(Y)\right|^2 (1-H(\phi_\varepsilon(Y)))\mathrm{d}Y}{\int_\Omega K_\sigma(X-Y)(1-H(\phi_\varepsilon(Y)))\mathrm{d}Y} \tag{3-8}$$

### 3.1.2 集成梯度方向检测的边界检测能量

图像梯度是图像分割中的一项重要信息，被广泛用于区域型水平集模型[18, 19]分割性能的改进。在本书的混合水平集模型中，梯度是以边界检测器 $g$ 的形式作为零水平集曲线长度惩罚项(式(3-1)与式(3-4)的第三项)的权重系数引入的。边界检测器 $g$ 的表达式定义为

$$g(X) = \frac{1}{1+|\nabla G_s * I(X)|^2} \tag{3-9}$$

其中，$G_s * I$ 为利用高斯函数 $G_s$ 对图像 $I$ 进行卷积操作后的光滑图像；$\nabla$ 为微分算子。

图 3-1 所示为横断面相邻牙齿及其图像梯度方向示意图。如图 3-1(a)所示，当相邻的牙齿足够靠近时，图像中将出现两条边界，即真实牙齿的边界和相邻牙齿的边界。这时，水平集模型可能很难正确识别出牙齿的真实边界。同时，由于 CT 图像中牙齿的牙釉质比牙本质有更高的图像灰度，在牙齿内部会形成牙釉质与牙本质的边界曲线。为了防止零水平集曲线演化中错误地停止在牙齿内边界或相邻牙齿的边界处，需要利用图像梯度方向对牙齿边界进行检测[20, 21]。图 3-1(b)给出了在不同边界处图像的梯度方向，由内向外箭头分别表示真实边界处、相邻牙齿边界处和内边界处的图像梯度方向。牙齿真实边界处的图像梯度始终指向牙齿的内部，而相邻牙齿边界处和内边界处图像的梯度指向牙齿的外部。图 3-1(c)所示为 SDF 的梯度方向。从图中可知，SDF 的梯度始终指向零水平集曲线的内部。因此，只有当图像的梯度与 SDF 的梯度同向时，零水平集曲线表示的轮廓才可能是牙齿的真实轮廓。

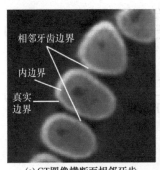 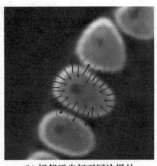 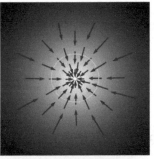

(a) CT图像横断面相邻牙齿结构示意图　　(b) 相邻牙齿间不同边界处的梯度方向　　(c) 符号距离函数的梯度方向（黄色曲线表示零水平集曲线）

图 3-1　横断面相邻牙齿及其图像梯度方向示意图

为了惩罚零水平集曲线在非真实牙齿边界处的演化，本书利用带梯度方向检测的边界检测器代替式(3-8)的传统边界检测器，即

$$g(X) = \begin{cases} \dfrac{1}{1+|\nabla G_s * I(X)|^2}, & \nabla G_s * I\phi_0 \geqslant 0 \\ 1, & \nabla G_s * I\phi_0 < 0 \end{cases} \tag{3-10}$$

其中，$\phi_0$ 为初始零水平集曲线所对应的 SDF，即 2.4 节介绍的牙齿形状

先验。

### 3.1.3　全局灰度能量

相邻切片间牙齿的灰度具有高度相关性。因此，当前待分割切片与已分割切片中的牙齿及背景应具有相似的灰度分布。本书利用已分割切片估计当前切片的牙齿和背景的灰度分布，构造全局灰度能量。

令 $M \in (M_f, M_b)$ 表示统计模型为前景或背景的参数，假设每个区域中不同像素之间相互独立，基于极大后验概率分割可以得到以下全局灰度能量函数，即

$$F_{\mathrm{global}}(\phi) = \int_{\Omega} \log\left( \frac{p(M_b \mid I(X))}{p(M_f \mid I(X))} \right) H_{\varepsilon}(\phi(X)) \mathrm{d}X \tag{3-11}$$

其中，$p(M \mid I(X))$ 表示灰度为 $I(X)$ 的点是前景或背景的后验概率。

后验概率可通过贝叶斯法则计算得到，即

$$p(M \mid I(X)) = \frac{p(I(X) \mid M) p(M)}{p(I(X) \mid M_f) p(M_f) + p(I(X) \mid M_b) p(M_b)}$$
$$\propto p(I(X) \mid M) p(M) \tag{3-12}$$

设前景和背景具有相同的先验概率，即 $p(M) = 0.5$ ，则后验概率 $p(M \mid I(X))$ 与条件概率 $p(I(X)|M)$ 成正比。假设牙齿边界附近的牙齿和背景的灰度分布都服从高斯分布，则高斯分布的统计参数可以从分割切片牙齿边界的窄带范围(窄带带宽设置为 5 个像素)估计得到。

在口腔 CT 图像中，图像像素可分为牙齿、牙槽骨、软组织、空气。由于软组织和空气的 CT 值往往小于 0，而牙齿和牙槽骨具有较大的 CT 值，软组织和空气像素可以简单地使用阈值从其他两类像素中分割出来。由于牙齿与牙槽骨又具有相似的 CT 值，分割中最具挑战的任务是牙齿(牙根部位)与周围牙槽骨的分割。本书对先验条件概率 $p(I(X)|M)$ 的统计参数进行估计时，仅使用牙齿及牙槽骨组织的像素。

### 3.1.4　形状先验约束能量

除了图像的灰度，相邻切片间牙齿的形状也具有高度的相关性。当前切片中牙齿的形状应在已分割的相邻切片牙齿形状的局部空间范围内变化。本书利用已分割切片获取待分割切片中牙齿的形状先验信息。获取的牙齿形状先验使用 SDF 表示，并以牙齿形状先验约束能量的方式引入混合水平集模型中，约束水平集函数的演化。牙齿形状先验约束能量定义为当前演化的水平集函数与牙齿形状先验对应的水平集函数间的不相似程度[22]，即

$$F_{\text{shape}}(\phi) = \int \left( H_\varepsilon \left( \phi(X) \right) - H_\varepsilon \left( \phi_0(X) \right) \right)^2 \mathrm{d}X \tag{3-13}$$

其中，$\phi_0$ 为嵌入牙齿形状先验的 SDF。

利用式(3-13)定义两个形状嵌入的水平集函数间的不相似性。其结果主要依赖嵌入的水平集函数的符号，因此不需要限制演化中的水平集函数为 SDF。

### 3.1.5　混合水平集模型的能量函数

本书用于口腔 CT 图像牙齿精确分割的混合水平集模型的能量函数定义为

$$
\begin{aligned}
F_{\text{hybrid}}(\phi) &= \omega F_{\text{local}}(\phi) + (1-\omega)F_{\text{global}}(\phi) + \beta F_{\text{shape}}(\phi) + \mu \int_\Omega g\delta_\varepsilon(\phi)\left|\nabla\phi\right|\mathrm{d}X \\
&= \omega \sum_{i=1,2} \int_\Omega \left[ \int_\Omega K_\sigma(X-Y)\left( \frac{\left|I(Y)-f_i(X)\right|^2}{2\sigma_i(X)^2} + \log\sigma_i(X) \right) \right. \\
&\quad \left. \times M_i(\phi)\mathrm{d}Y \right]\mathrm{d}X + (1-\omega)\int \log\left( \frac{p(M_b\,|\,I)}{p(M_f\,|\,I)} \right) H_\varepsilon(\phi)\mathrm{d}Y \\
&\quad + \beta\int \left( H_\varepsilon(\phi) - H_\varepsilon(\phi_0) \right)^2 \mathrm{d}X + \mu \int_\Omega g\delta_\varepsilon(\phi)\left|\nabla\phi\right|\mathrm{d}X
\end{aligned}
$$

$$\tag{3-14}$$

其中，$\omega(0<\omega<1)$、$\beta$ 和 $\mu$ 为正的常数；$i=1,2$；$M_1(\phi)=H_\varepsilon(\phi)$; $M_2(\phi)=$

$1 - H_{\varepsilon}(\phi)$。

能量函数的极小化可基于梯度下降流方程显式迭代得到，即

$$
\frac{\partial \phi}{\partial t} = \delta_{\varepsilon}(\phi) \Bigg[ \omega \sum_{i=1,2} (-1)^i \int_{\Omega} K_{\sigma}(X - Y) \left( \frac{\left| I(Y) - f_i(X) \right|^2}{2\sigma_i(X)^2} + \log \sigma_i(X) \right) \mathrm{d}Y
$$

$$
- (1 - \omega) \log \left( \frac{p(M_b \mid I)}{p(M_f \mid I)} \right) - 2\beta \left( H_{\varepsilon}(\phi) - H_{\varepsilon}(\phi_0) \right) + \mu \mathrm{div} \left( g \frac{\nabla \phi}{|\nabla \phi|} \right) \Bigg]
$$

$$(3\text{-}15)$$

其中，$\mathrm{div}(\cdot)$ 表示散度算子。

在每次更新迭代中，$f_1$、$f_2$、$\sigma_1$ 和 $\sigma_2$ 都需要重新计算，$p(M_b \mid I)$、$p(M_f \mid I)$ 和 $g$ 只需在最初迭代前计算一次。

传统的水平集方法在迭代计算中需要对水平集函数进行重新初始化以防止水平集函数变得太过陡峭或平坦。水平集函数重新初始化过程耗时较长，将降低算法的效率。为避免重新初始化，Li 等[7]提出在能量函数中引入水平集函数规范化项来惩罚水平集函数与 SDF 的偏差。本书采用另一种水平集函数规范化策略，在每次迭代完成后，利用一个高斯滤波器对水平集函数进行卷积操作。基于高斯滤波器的规范化策略已被证实与 Li 等的规范化方法具有相似的作用，但在计算上更加高效[23]。

利用显式迭代方式演化水平集函数的过程中，水平集演化停止策略的选择对保证计算的效率和精度至关重要。许多文献在水平集数值实现中都采用固定的最大迭代次数作为终止条件。采用这种方式既可能造成不必要的计算，也可能出现水平集函数演化不完全的情况。本书通过水平集函数的符号变化率判断水平集函数迭代是否收敛。当水平集函数的符号改变率在连续的五次迭代中都低于给定的某一值($10^{-4}$)时，则认为水平集函数已收敛。

## 3.2　混合水平集模型参数自适应选择策略

在混合水平集模型中，局部灰度能量与全局灰度能量的贡献是由固定

的权重参数 $\omega$ 控制和平衡的。对于统计模型(前景或背景)中较为确定的像素，全局灰度能量应起主导作用，以引导水平集函数快速演化。此时，式(3-14)中的 $\omega$ 应取远小于 1 的正值。对于统计模型(前景或背景)不确定的像素，利用全局灰度能量难以准确分割该像素，局部灰度能量需要起主导作用来决定该像素处水平集函数的演化。此时，式(3-14)中的 $\omega$ 应取接近 1 的值。基于上述分析，为使混合水平集模型达到最优性能，局部灰度能量和全局灰度能量间的权重系数 $\omega$ 应根据图像的灰度分布自动调节。本书采用以下表达式自适应地调节和平衡参数 $\omega$，即

$$\omega = 4p(M_f \mid I)p(M_b \mid I) \tag{3-16}$$

当 $p(M \mid I)(M \in (M_f, M_b))$ 接近 1 或 0 时，该点像素属于前景或背景的统计模型是确定的。此时，$1-\omega$ 达到其极大值 1，区域灰度能量中全局灰度能量起主导作用。当 $p(M \mid I)$ 接近 0.5 时，该点像素属于前景或背景的统计模型不确定。此时，$\omega$ 达到其极大值 1，区域灰度能量中的局部灰度能量起主导作用。

式(3-13)定义的形状先验约束能量不涉及任何图像信息，其对所有的像素都有相同的约束力。一方面，过弱的约束力不能使零水平集曲线演化停止在弱边界处，从而造成边界泄露的问题。另一方面，过强的约束力会阻止其他图像作用力引导零水平集曲线朝着边界移动，造成分割失败。理想的形状先验约束能量应在弱边界处有较强的约束力，而在强边界处有较弱的约束力。在口腔 CT 图像中，牙齿相对于其他组织有更高的图像灰度。在零水平集曲线内部，灰度越高的点越可能属于牙齿区域，越不可能在牙齿-牙槽骨边界上。因此，对于零水平集曲线内部的点，其图像灰度越高，形状先验约束力应越强。在零水平集曲线的外部，灰度越低的点越可能属于背景区域，也就越不可能在牙齿-牙槽骨边界上。因此，对于零水平集曲线外部的点，其图像灰度越低，形状先验约束力应越强。同时，考虑相邻切片间牙齿形状的相似性，离牙齿形状先验轮廓越远的点越不可能是牙齿的边界，形状先验约束力越强。为此，本书利用图像数据、牙齿形状先验

轮廓的位置自适应地调节牙齿形状先验能量项在混合水平集模型中的权重参数 $\beta$。形状先验能量自适应参数的表达式为

$$\beta = (1 - \delta_\varepsilon(\phi_0))\left[ H_\varepsilon(\phi)I_N + (1 - H_\varepsilon(\phi))(1 - I_N) \right] \tag{3-17}$$

其中，$I_N \in [0,1]$ 为图像 $I$ 经规范化处理后的数据。

利用式(3-16)和式(3-17)的参数自适应选择策略，在式(3-14)的混合水平集模型中，权重参数 $\omega$、$1-\omega$、$\beta$ 根据图像信息，以及形状先验轮廓的位置自适应地计算得到，只有参数 $\mu$ 需要人为手动整定以保证模型处理不同图像的适应能力和灵活性。

## 3.3 实验结果与分析

### 3.3.1 实验数据与验证方法

16 位患者的 CBCT 图像用于测试和估计本章提出的基于混合水平集模型牙齿分割方法的性能。所有被测试图像的扫描参数为 120kV、5mA，曝光时间为 6s，图像矩阵大小为 $624 \times 624$，像素空间分辨率为 0.25mm×0.25mm×0.25mm。所有患者在进行图像扫描时，上下颌都处于开颌位置以保证图像中上下颌的牙齿不相互重叠。所有测试图像中均不含金属伪影。为了使图像中的咬合平面与横断面近似平行，保证大部分切片都包含所有牙齿的轮廓，在进行分割前，对部分图像进行重定向处理(手动地)。在混合水平集模型数值实现中，对所有的测试图像，参数 $\mu$ 取 30，$\omega$ 和 $\beta$ 的值由式(3-16)和式(3-17)计算得到，显式迭代的时间步长 $\Delta t$ 取固定值 1。

在分割精度的量化计算中，以经验丰富的临床医师手动分割的结果作为牙齿真实轮廓，并与分割算法的结果进行比较。选择两类四个指标量化牙齿分割的精度。这四个指标分别是体积覆盖类指标，即体积差(volume difference，VD)、Dice 相似系数(dice similarity coefficient，DSC)；表面距离指标，即平均对称表面距离(average symmetric surface distance，ASSD)、最大对称表面距离(maximum symmetric surface distance，MSSD)。VD、

DSC、ASSD 和 MSSD 的定义为

$$VD = |V_R - V_A| \tag{3-18}$$

$$DSC = \frac{2V_R \bigcap V_A}{V_R + V_A} \tag{3-19}$$

$$ASSD(S_R, S_A) = \text{mean}\{\text{mean}\{\text{dist}(a, S_R), a \in S_A\},$$
$$\text{mean}\{\text{dist}(r, S_A), r \in S_R\}\} \tag{3-20}$$

$$MSSD(S_R, S_A) = \text{max}\{\text{max}\{\text{dist}(a, S_R), a \in S_A\},$$
$$\text{max}\{\text{dist}(r, S_A), r \in S_R\}\} \tag{3-21}$$

其中，$V_R$ 和 $V_A$ 为真实牙齿及分割算法得到的牙齿体积；$S_R$ 和 $S_A$ 为真实牙齿及分割算法得到的牙齿三维表面；$\text{dist}(a, S_R)$ 为点 $a$ 到三维表面 $S_R$ 的最短欧氏距离；$\text{mean}\{\cdot\}$ 为算术平均算子；$\text{max}\{\cdot\}$ 为极大值算子。

　　本章算法使用 MATLAB 实现，并在图像工作站上运行(Win7，Intel E5-2643 3.3GHz CPU，16GB 内存)。分割测试图像的运行时间被记录下来，用于评估算法的计算效率。

　　利用双因素随机模型(two-way random model)单测量(single measured)绝对一致性(absolute agreement)的组内相关系数(intraclass correlation coefficients，ICC)分析提出方法分割结果的可信度。ICC 的值从 0 变化到 1 表示重复量测完全不可信或完全可信。当 ICC 值的范围在 0～0.20、0.21～0.40、0.41～0.60、0.61～0.80 和 0.81～1.00 时，对应的可信度分别为差、一般、适中、较好和非常好。统计分析利用 SPSS 19.0 软件实现。

### 3.3.2　定性分割结果及比较

　　图 3-2 所示为混合水平集模型分割牙齿的结果。分割结果显示，混合水平集模型成功地实现了相邻牙冠丢失的齿廓线的重构，并提取出独立牙齿的轮廓。同时，针对牙根部位与周围牙槽骨图像灰度相近导致的牙齿边界模糊，混合水平集模型也可以得到满意的分割结果。

　　我们对本书提出的基于混合水平集模型的方法与 Hosntalab 等[24]的方

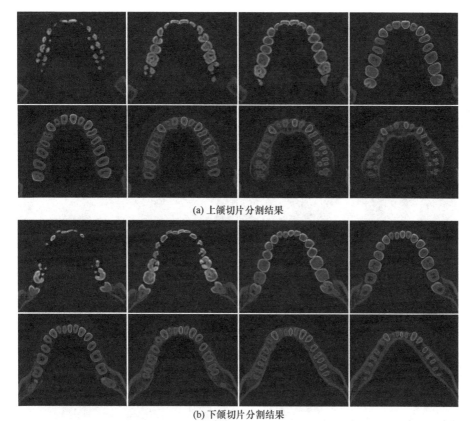

(a) 上颌切片分割结果

(b) 下颌切片分割结果

图 3-2　混合水平集模型分割牙齿的结果

法，以及 Gao 等[19]的方法进行了比较。Hosntalab 等[24]的方法属于直接的三维分割方法，而 Gao 等[19]的方法和本书方法一样，是二维逐切片分割方法。Hosntalab 等[24]的方法对牙齿的分割是全自动实现的。该方法首先利用全颌曲面投影提取牙齿在三维空间中的感兴趣空间(volume of interest，VOI)，以及牙齿的初始空间，然后使用三维变分水平集方法从 VOI 中提取牙齿三维表面。然而，自动提取的 VOI 和牙齿空间往往不够精确，容易导致后续的分割难以获得满意的结果。为了公平地比较，本书在实现 Hosntalab 等[24]的方法时，采用手动交互的方式提取牙齿的 VOI 和初始空间。

图 3-3 所示为 Hosntalab 等[24]的方法与基于混合水平集模型的方法分割下颌右第一磨牙结果的比较。Hosntalab 等的方法基于 VOI 的全局灰度

统计实现牙齿的分割。一方面，图像在牙齿区域内部灰度分布不均匀；另一方面，VOI 中牙槽骨与牙齿有相似的灰度分布。利用全局灰度统计很难实现牙齿和牙槽骨的准确分割。在图 3-3(a)中，由 Hosntalab 等的方法获得的牙齿轮廓既丢失了真实牙齿区域中灰度相对较低的部分，又侵入了周围的牙槽骨中。基于混合水平集模型的方法可以获得与人工分割相似的结果。

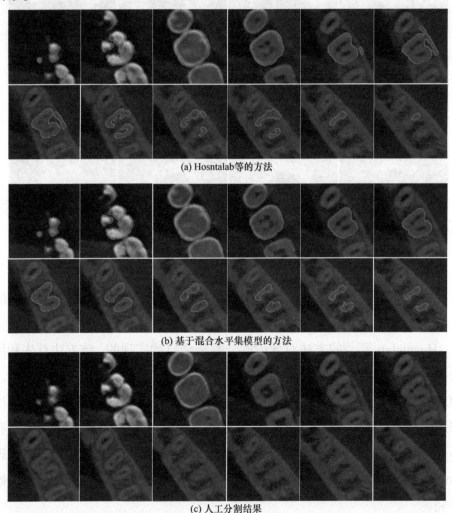

(a) Hosntalab等的方法

(b) 基于混合水平集模型的方法

(c) 人工分割结果

图 3-3 Hosntalab 等[24]的方法与基于混合水平集模型的方法分割下颌右第一磨牙结果的比较

图 3-4 所示为 Gao 等[20]的方法与基于混合水平集模型的方法分割上颌

右中切牙结果的比较。尽管引入了灰度和形状先验信息，Gao 等的方法仍然主要依赖图像梯度引导水平集函数的演化。对于牙齿与周围牙槽骨间梯度不明显的切片的分割，该方法难以提取准确的牙齿轮廓，容易产生边界泄露的问题。在图 3-4(a)牙根尖部位的分割中，该方法未能准确地提取牙齿轮廓。同时，当某一切片分割失败时，该方法会产生严重的累积误差。基于混合水平集模型的方法再次获得与人工分割相似的结果。

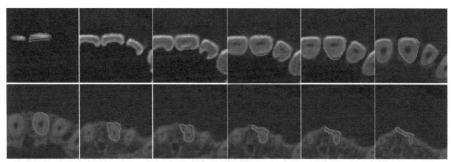

(a) Gao 等的方法

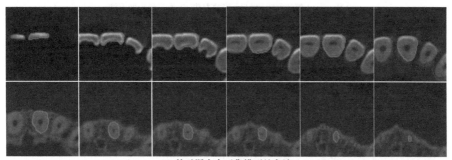

(b) 基于混合水平集模型的方法

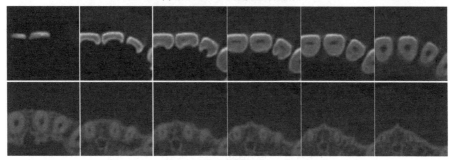

(c) 人工分割结果

图 3-4　Gao 等[20]的方法与基于混合水平集模型的方法分割上颌右中切牙结果的比较

### 3.3.3 量化分割结果及比较

基于混合水平集模型方法的分割精度如表 3-1 所示。

**表 3-1 基于混合水平集模型方法的分割精度**

| 牙齿 | 量化指标 | | | |
|------|---------|---------|---------|---------|
|      | VD/mm$^3$ | DSC/% | ASSD/mm | MSSD/mm |
| 尖牙 | 32.92 ± 10.26 | 90.47 ± 2.45 | 0.27 ± 0.03 | 0.98 ± 0.58 |
| 切牙 | 44.66 ± 10.73 | 92.52 ± 1.22 | 0.27 ± 0.01 | 0.84 ± 0.17 |
| 前磨牙 | 36.67 ± 8.75 | 92.71 ± 1.86 | 0.29 ± 0.03 | 1.25 ± 0.51 |
| 磨牙 | 46.38 ± 13.24 | 94.68 ± 1.03 | 0.29 ± 0.07 | 1.20 ± 0.62 |

图 3-5 所示为不同分割方法分割精度比较。与 Hosntalab 等的方法相比，基于混合水平集模型的方法对所有四类牙齿的分割在四个精度指标

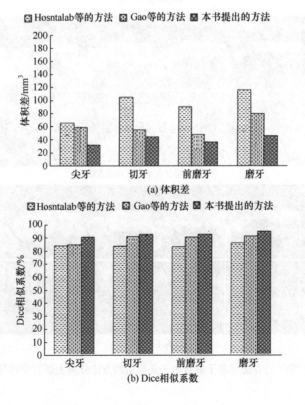

(a) 体积差

(b) Dice 相似系数

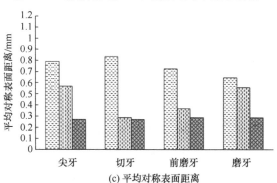

(c) 平均对称表面距离

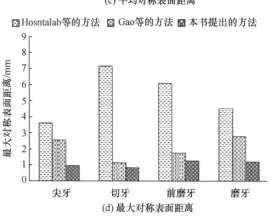

(d) 最大对称表面距离

图 3-5　不同方法分割精度比较

上都有极为显著的提高($p < 0.01$)。与 Gao 等的方法相比，基于混合水平集模型的方法对所有四类牙齿的分割在 VD 和 DSC 两项精度指标上都有极为显著的提高($p < 0.01$)，在 ASSD 和 MSSD 两项精度指标上有显著性提高($p < 0.05$)。

在图 3-5 给出的分割结果精度比较中，Hosntalab 等的方法和 Gao 等的方法在表面距离类精度指标上有较大的标准差。这种情况是由分割质量较差的离群点引起的。对于 Hosntalab 等的方法，离群点是过分割或欠分割引起的。该方法提取的牙齿三维表面既可能丢失真实牙齿中灰度相对较低的部分，又可能侵入牙齿周围的牙槽骨中。对于 Gao 等的方法，离群点主要是牙根与牙槽骨间的欠分割引起的。这两种方法分割质量较差的离群点主要出现在体积相对较小的牙根尖部位。表面距离类精度指标对离群点相当敏感，因此这两种方法在表面距离类精度指标上的标准差较大。体积覆盖类精度指标对体积较小部位出现的分割误差不敏感，因此这两种方法在体积覆盖类精度指标上的标准差并不十分突出。

### 3.3.4　计算效率

基于混合水平集模型的方法分割单个患者CBCT图像(平均约208张的切片包含有牙齿轮廓)所需时间为 7.25±0.73min(采用手动分割的方式通常需要两个小时以上)。不同方法分割单个患者CBCT图像的计算时间比较如图3-6所示。与其他两种方法相比，基于混合水平集模型的方法有最高的计算复杂度。与Gao等[20]的方法相比，本书的方法由于同一切片中不同牙齿的分割相互独立(见2.5.2小节)，可以采用并行分割策略。当采用双核心CPU并行分割同一切片不同牙齿时，本书方法分割单个患者 CBCT 图像的计算时间为 4.45±0.64min，比 Gao 等的方法有更高的计算效率。

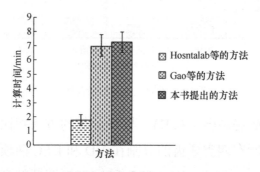

图3-6　不同方法分割单个患者 CBCT 图像的计算时间比较

### 3.3.5　参数稳定性分析

在本章介绍的混合水平集模型中，参数 $\mu$ 需要手动整定以保证模型处理不同图像的灵活性和适应性。随机选择的5位患者的 CBCT 图像被用于测试混合水平集模型对参数 $\mu$ 的稳定性。如图3-7所示，当 $\mu$ 小于30.0时，分割精度随着 $\mu$ 的增大有上升的趋势；当 $\mu$ 在30.0～100.0变化时，分割精度变化很小。测试结果表明，混合水平集模型对参数 $\mu$ 的选择不敏感，参数 $\mu$ 的选择可以非常灵活。这一特点使该方法具有临床应用的可行性，不具备任何图像处理知识的医师也可以将这一方法应用于患者口腔 CT 图像的分割。

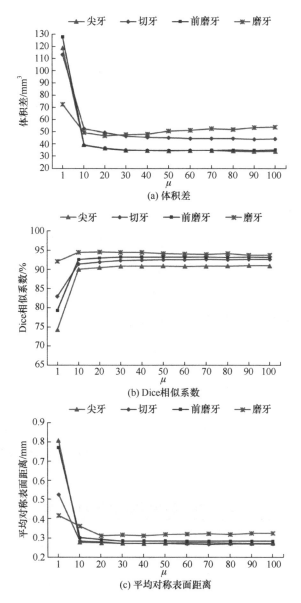

(a) 体积差

(b) Dice相似系数

(c) 平均对称表面距离

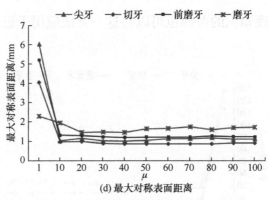

(d) 最大对称表面距离

图 3-7　混合水平集模型参数 $\mu$ 稳定性测试

### 3.3.6　可靠性分析

　　本书对口腔 CT 图像牙齿的分割采用半自动的方式。对于不同的重复或不同的用户，手动初始化的过程，尤其是初始切片的选择，可能引起分割结果的差异。本书随机选择 5 位患者的 CBCT 图像对提出的方法进行组内和组间观察者的稳定性测试。在组内观察者差异测试实验中，每个患者的图像被同一位训练过的观察者使用本书提出的方法独立地分割三次。在组间观察者差异测试实验中，每个患者的图像被训练过的三位不同观察者各自使用本书提出的方法分割一次。表 3-2 列出了组内和组间观察者差异性测试的 ICC 值。对于所有 4 类牙齿的 4 个分割精度指标，组内和组间观察者的 ICC 值分别在区间[0.895, 0.999]和[0.955, 0.999]内。这些 ICC 值说明，本书提出的方法对于不同的重复和不同的用户差异性较小，可靠性较高。

表 3-2　组内和组间观察者的组内相关系数

| 量化指标 | ICC(组间观察者)/% | | | | ICC(组内观察者)/% | | | |
|---|---|---|---|---|---|---|---|---|
| | 尖牙 | 切牙 | 前磨牙 | 磨牙 | 尖牙 | 切牙 | 前磨牙 | 磨牙 |
| VD | 96.6 | 95.7 | 89.4 | 99.3 | 97.6 | 98.5 | 95.5 | 99.5 |
| DSC | 94.5 | 94.5 | 95.0 | 95.5 | 96.7 | 96.9 | 98.6 | 96.3 |
| ASSD | 99.5 | 99.5 | 99.6 | 99.9 | 99.7 | 99.4 | 99.7 | 99.9 |
| MSSD | 99.3 | 99.3 | 99.6 | 99.6 | 99.3 | 99.4 | 99.7 | 99.6 |

# 3.4　本　章　小　结

　　本章主要介绍一种从牙齿 ROI 中精确地分割提取牙齿组织的混合水平集模型，并将该模型应用到分割框架中，实现从口腔三维 CT 图像中分割出独立的牙齿轮廓。在口腔 CT 图像中，牙根与周围的牙槽骨间的灰度非常相似，清晰的牙根-牙槽骨边界往往并不存在。牙齿内部区域，以及牙齿外部背景区域都由骨组织和软组织两部分构成，造成图像中牙齿及背景区域灰度分布极不均匀。同时，牙齿在牙冠和牙根部位都可能分裂为多个分支，拓扑结构变化复杂。考虑口腔 CT 图像的上述特点，混合水平集模型集成了局部灰度能量、全局灰度能量、边界检测能量、形状先验约束能量。其中，局部灰度能量与边界检测能量用于保证分割提取的牙齿轮廓的准确性；全局灰度能量用于解决牙齿拓扑结构变化，并驱动远离牙齿边界的零水平集曲线朝边界迅速演化；形状先验约束项用于约束零水平集曲线演化的范围。为保证模型的分割精度并提高其在临床应用中的可行性与易用性，模型中局部灰度能量项、全局灰度能量项，以及形状先验约束能量项的权重系数都是根据图像信息和牙齿形状先验轮廓的位置自动计算得到的。只有边界检测能量项的系数需要手动整定以保证模型处理不同图像的灵活性与适应性。16 位患者的 CBCT 图像被用于测试基于该模型的分割方法。实验结果验证了基于该模型的分割方法具有较高的分割精度和分割效率。与已有的另外两种方法相比，基于混合水平集模型的方法在分割精度方面取得显著的提高。对模型参数稳定性测试的实验结果表明，混合水平集模型分割精度对参数选择不敏感。为达到满意的分割效果，模型参数的选择可以非常灵活。已有的方法都涉及多个参数，并且分割精度对参数选择非常敏感。与这些方法相比，基于混合水平集模型的方法只涉及一个参数，实现其临床应用的可行性更高。

## 参 考 文 献

[1] Malladi R, Sethian J A, Vemuri B C. Shape modeling with front propagation-A level set approach[J]. IEEE Transactions on Pattern Analysis and Machine Intelligence, 1995, 17(2):

158-175.

[2] Caselles V, Kimmel R, Sapiro G. Geodesic active contours[J]. International Journal of Computer Vision, 1997, 22(1): 61-79.

[3] Caselles V, Catte F, Coll T, et al. A geometric model for active contours in image processing[J]. Numerische Mathematik, 1993, 66(1): 1-31.

[4] Chan T F, Vese L A. Active contours without edges[J]. IEEE Transactions on Image Processing, 2001, 10(2): 266-277.

[5] Yezzi A, Tsai A, Willsky A. A fully global approach to image segmentation via coupled curve evolution equations[J]. Journal of Visual Communication and Image Representation, 2002, 13(1-2): 195-216.

[6] Lankton S, Tannenbaum A. Localizing region-based active contours[J]. IEEE Transactions on Image Processing, 2008, 17(11): 2029-2039.

[7] Li C M, Kao C Y, Gore J C, et al. Minimization of region-scalable fitting energy for image segmentation[J]. IEEE Transactions on Image Processing, 2008, 17(10): 1940-1949.

[8] Chen Y M, Tagare H D, Thiruvenkadam S, et al. Using prior shapes in geometric active contours in a variational framework[J]. International Journal of Computer Vision, 2002, 50(3): 315-328.

[9] Tsai A, Yezzi A, Wells W, et al. A shape-based approach to the segmentation of medical imagery using level sets[J]. IEEE Transactions on Medical Imaging, 2003, 22(2): 137-154.

[10] Cremers D. Dynamical statistical shape priors for level set-based tracking[J]. IEEE Transactions on Pattern Analysis and Machine Intelligence, 2006, 28(8): 1262-1273.

[11] Tsai A, Yezzi A, Willsky A S. Curve evolution implementation of the Mumford-Shah functional for image segmentation, denoising, interpolation, and magnification[J]. IEEE Transactions on Image Processing, 2001, 10(8): 1169-1186.

[12] Brox T, Weickert J. Level set segmentation with multiple regions[J]. IEEE Transactions on Image Processing, 2006, 15(10): 3213-3218.

[13] Wang L, Li C M, Sun Q S, et al. Active contours driven by local and global intensity fitting energy with application to brain MR image segmentation[J]. Computerized Medical Imaging and Graphics, 2009, 33(7): 520-531.

[14] Gan Y, Zhao Q. An effective defect inspection method for LCD using active contour model[J]. IEEE Transactions on Instrumentation and Measurement, 2013, 62(9): 2438-2445.

[15] Gan Y, Xia Z, Xiong J, et al. Towards accurate tooth segmentation from computer tomography images using a hybrid active contour model[J]. Medical Physics, 2015, 42(1): 14-27.

[16] Rousson M, Deriche R. A variational framework for active and adaptative segmentation of vector valued images[C]//Proceedings of the IEEE Work-shop on Motion and Video Computing, Cambridge, 2002: 52-62.

[17] Wang L, He L, Mishra A, et al. Active contours driven by local Gaussian distribution fitting energy[J]. Signal Processing, 2009, 89(12): 2435-2447.

[18] Paragios N, Deriche R. Geodesic active regions: A new framework to deal with frame partition problems in computer vision[J]. Journal of Visual Communication and Image Representation, 2002, 13(1-2): 249-268.

[19] Dufour A, Shinin V, Tajbakhsh S, et al. Segmenting and tracking fluorescent cells in dynamic 3-D microscopy with coupled active surfaces[J]. IEEE Transactions on Image Processing, 2005, 14(9): 1396-1410.

[20] Gao H, Chae O. Individual tooth segmentation from CT images using level set method with shape and intensity prior[J]. Pattern Recognition, 2010, 43(7): 2406-2417.

[21] Chen H, Jain A K. Tooth contour extraction for matching dental radiographs[C]//Proceedings of the 17th International Conference on Pattern Recognition, San Diego, 2004: 522-525.

[22] Chan T, Zhu W. Level set based shape prior segmentation[C]//Proceedings of the IEEE Computer Society Conference on Computer Vision and Pattern Recognition, New York, 2005: 1164-1170.

[23] Zhang K, Song H, Zhang L. Active contours driven by local image fitting energy[J]. Pattern Recognition, 2010, 43(4): 1199-1206.

[24] Hosntalab M, Aghaeizadeh Z R, Abbaspour T A, et al. Segmentation of teeth in CT volumetric dataset by panoramic projection and variational level set[J]. International Journal of Computer Assisted Radiology and Surgery, 2008, 3(3-4): 257-265.

[18] Dufour A, Shinin V, Tajbakhsh S, et al. Segmenting and tracking fluorescent cells in dynamic 3-D microscopy with coupled active surfaces[J]. IEEE Transactions on Image Processing, 2005, 14(9): 1396-1410.

[19] Gao H, Chae O. Individual tooth segmentation from CT images using level set method with shape and intensity prior[J]. Pattern Recognition, 2010, 43(7): 2406-2417.

[20] Chan T F, Vese L A. Both contour and region based methods for tooth segmentation[C]// the 17th International Conference, 2004: 53-57.

[21] Chen Y, Tai X W. Local set based shape prior segmentation[C]// Proceedings of the IEEE Computer Society Conference on Computer Vision and Pattern Recognition. New York: 2009.

# 第 4 章　基于先验形状水平集模型的有金属伪影 CT 图像牙冠分割方法

对于已接受过正畸治疗的患者，进行 CT 扫描时，其口内佩戴的托槽、正畸弓丝等金属矫治器械都会在图像中产生金属伪影。图 4-1 所示为受金属伪影干扰的口腔 CT 图像。这些金属伪影在图像中表现为高亮区域，以及条状斑纹，严重影响图像质量，并对部分牙齿区域产生遮挡，使牙齿边界难以识别。对于这些受金属伪影影响造成牙齿边界信息丢失的图像，仅利用图像像素自身的灰度和/或梯度信息，分割算法将很难提取精确的牙齿区域。为实现有金属伪影图像的分割，需要在分割算法中引入目标的形状、纹理、位置等先验知识。本章介绍一种基于先验形状水平集模型[1]的分割方法，用于有金属伪影图像的分割。由于正畸治疗中的托槽、正畸弓丝等金属矫治器主要安装在患者的牙冠上，口腔 CT 图像中的金属伪影也集中于牙冠切片，牙根切片中的金属伪影极少出现。因此，本章介绍的有金属伪影 CT 图像分割方法主要实现牙冠的分割。

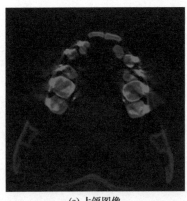 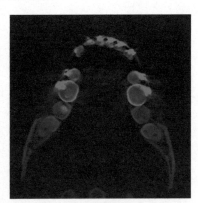

(a) 上颌图像　　　　　　　　(b) 下颌图像

图 4-1　受金属伪影干扰的口腔 CT 图像

与混合水平集模型中引入的刚性牙齿形状先验约束不同，本章的形状先验模型是从牙齿先验形状训练样本集中学习得到的，并在分割过程中随着零水平集曲线的演化而产生变形。在刚性牙齿形状先验约束中，形状模型为固定的模板，其作用主要在于对零水平集曲线的演化进行约束，防止零水平集曲线所表示的形状与模板的形状出现较大偏差。由于先验形状模板与待分割牙齿真实边界形状间存在不可避免的差异，为保证零水平集曲线能顺利演化到真实牙齿边界，水平集模型中形状先验项的作用力不能太强。因此，水平集函数的演化仍然主要依赖图像信息，对于受金属伪影影响造成牙齿边界信息丢失的图像，将难以达到理想的分割效果。本章使用的可变形先验形状模型是从训练样本集中学习得到的，其形变功能能实现对非样本集中形状进行拟合和预测。利用基于先验形状水平集模型分割有金属伪影的口腔 CT 图像时，可变形先验形状模型将根据未丢失边界处的图像数据得到的边界信息来预测待分割牙齿的期望形状。预测得到的期望形状又将指导边界丢失处水平集函数的演化，从而提取丢失的边界。

基于先验形状水平集模型的分割包括形状模型的学习和基于形状模型的分割两个过程。形状模型的学习首先需要实现形状的表示，并对训练样本集中的形状进行对齐，然后建立形状的统计模型。基于形状模型的分割首先利用图像信息进行初始分割，然后根据初始分割结果对形状模型进行对齐和形变，最后综合图像数据和形状模型的形变进行最终分割。

## 4.1　先验形状模型的学习

### 4.1.1　牙冠先验形状训练样本及其对齐

图 4-2 所示为恒牙牙位示意图。不同个体之间同一牙列(上颌牙列或下颌牙列)同一牙位的牙齿在牙冠部位的三维形状具有高度相似性。本书以两位患者口腔 CT 图像(无金属伪影)牙冠切片的自动分割结果作为原始数据，对上下牙列的每个牙位牙冠形状各创建一个先验形状训练样本集，共得到 16 个牙冠先验形状训练样本集。作为训练样本的牙冠轮廓的分割采用基于

混合水平集模型的方法实现。

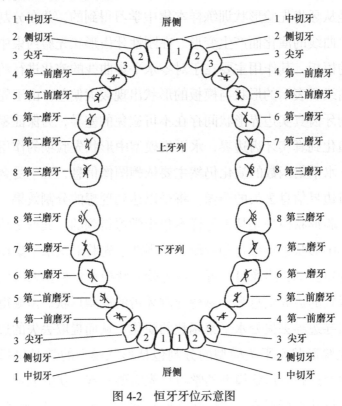

图 4-2 恒牙牙位示意图

然而，同一牙齿牙冠部位不同切片的轮廓形状却存在较大的差异。对于切牙，在靠近牙颈部位切片的轮廓表现为近似的椭圆形，而在牙冠顶部切片的轮廓表现为近似长方形。对于磨牙，在靠近牙颈部位切片的轮廓表现为近似的方形，在牙冠顶部切片的轮廓表现为多个分支的不规则形状。因此，如果以样本集中同一牙位所有切片的牙冠形状作为训练样本，训练样本数据量将非常庞大，并且有大量的冗余数据。为避免上述问题，本书将先验形状模型中的训练样本数固定为 20。对于给定图像的牙冠分割，训练样本将从同牙位牙冠样本集中动态选择。以牙齿形状先验 $\phi_0$ 表示给定图像中待分割牙冠的参考形状，训练样本的选择以 $\phi_0$ 与样本集中样本间的匹配程度为标准，匹配程度高的样本将优先作为训练样本。同时，为保证形状模型具有较强的形变能力，匹配度较高样本的相邻切片的牙冠形状也将作为训练样本。以 $\varphi=\{\varphi_{i,j}\}$ 表示牙冠形状样本集，其中 $1\leqslant i\leqslant m$ 表示同一牙位中不同牙齿的编号，$1\leqslant j\leqslant n$ 表示同一牙齿中不同切片牙冠形状的编号。给定待分割牙冠轮廓参考形状 $\phi_0$，训练样本集的选择算法流程如图 4-3 所示。

---

**在给定参考形状下训练样本集动态选择算法**

输入：$\phi_0$，$\varphi=\{\varphi_{i,j}\}$，$1\leqslant i\leqslant m$ 且 $1\leqslant j\leqslant n$；$k=0$；$\varphi_0=\varnothing$

输出：$\varphi_0$

1　在 $\varphi$ 中匹配 $\phi_0$ 的所有样本，根据配准误差降序记录这些样本。这里记录的样本集合记为 $\{\varphi_{i,j}^p\}$；
2　令 $p=1$；
3　当 $p<20$ 且 $k<20$ 时
4　　if $\varphi_{i,j}^p \notin \varphi_0$
5　　　将 $\varphi_{i,j}^p$ 加入集合 $\varphi_0$ 中；
6　　　令 $k=k+1$；
7　　　if $k<20$
8　　　　if $\varphi_{i,j+1}^p \notin \varphi_0$
9　　　　　将 $\varphi_{i,j+1}^p$ 加入集合 $\varphi_0$ 中；
10　　　　令 $k=k+1$；
11　　　end
12　　　if $\varphi_{i,j-1}^p \notin \varphi_0$
13　　　　将 $\varphi_{i,j-1}^p$ 加入集合 $\varphi_0$ 中；
14　　　　令 $k=k+1$；
15　　　end
16　　else
17　　　转到步骤24；
18　　end
19　　$p=p+1$；
20　else
21　　$p=p+1$；
22　　转到步骤3；
23　end
24 end

---

图 4-3　给定待分割牙冠轮廓参考形状 $\phi_0$ 下训练样本集的选择算法流程

在图 4-3 所示的训练样本选择流程中，$\varphi_{i,j}^p$ 表示重新排序后样本集中的第 $p$ 个样本。该样本在原样本集 $\varphi$ 中表示第 $i$ 颗牙齿第 $j$ 张切片的牙冠形状。在构建形状统计模型前，首先需要对训练集中形状样本进行对齐，使所有的训练形状具有相同的位置、方向和尺度缩放大小。由于分布于牙颌左右两侧同一牙位的牙齿具有近似的轴线对称关系，在进行样本形状对齐前，需要对某一侧的牙齿形状样本进行垂直方向上的镜像处理，使所有牙齿具有相同的视角方向。

　　由于来自同一牙齿的形状样本保持牙齿轮廓形状在不同切片间过渡变化的自然规律，训练样本的对齐仅限于不同牙齿间训练样本的整体对齐，而来自同一牙齿不同切片的形状样本之间无需进行对齐。对于来自同一牙齿不同切片的训练样本，以样本中与待分割图像中牙冠的参考形状最相似的样本作为该牙齿所有训练样本的参考形状。训练样本对齐时，只对各牙齿的参考形状进行对齐，得到的某牙齿参考形状的对齐参数将作为该牙齿所有样本形状的对齐参数。同时，以训练样本集中的第一个样本作为所有其他样本的参考形状(按训练样本动态选择规则，该形状与待分割图像中牙冠的参考形状最相似)，将其他样本与该样本对齐。

　　训练样本是由二值图像构成的。两个形状样本的对齐就是设定某一图像为参考图像，对另一图像进行相似变换，使变换后与参考图像间的差值最小。设 $I_s$ 表示变换前的原始图像，$I_t$ 表示变换后的图像，图像相似性变换定义为

$$I_t(\tilde{x},\tilde{y})=I_s(x,y) \tag{4-1}$$

其中

$$\begin{bmatrix} \tilde{x} \\ \tilde{y} \\ 1 \end{bmatrix}=h\begin{bmatrix} 1 & 0 & a \\ 0 & 1 & b \\ 0 & 0 & 1 \end{bmatrix}\begin{bmatrix} \cos(\theta) & -\sin(\theta) & 0 \\ \sin(\theta) & \cos(\theta) & 0 \\ 0 & 0 & 1 \end{bmatrix}\begin{bmatrix} x \\ y \\ 1 \end{bmatrix} \tag{4-2}$$

其中，$h$ 为尺度缩放参数；$(a,b)$ 为平移向量；$\theta$ 为旋转角度。

　　对两个二值图像进行对齐时，相似性变换参数的计算过程如下。

　　(1) 尺度缩放参数 $h$ 取为两图像前景区域面积之比，即

$$h=\frac{S_{\text{reference}}}{S_{\text{target}}} \tag{4-3}$$

其中，$S_{\text{reference}}$ 和 $S_{\text{target}}$ 为参考图像和待对齐图像前景区域的面积。

　　(2) 平移向量 $(a,b)$ 取两图像前景质心构成的向量，即

$$(a,b)=(x_{\text{target}}-x_{\text{reference}},y_{\text{target}}-y_{\text{reference}}) \tag{4-4}$$

其中，$(x_{\text{reference}},y_{\text{reference}})$ 和 $(x_{\text{target}},y_{\text{target}})$ 为参考图像和待对齐图像前景区域的

质心点坐标。

旋转角度 $\theta$ 可采用遍历的方法计算得到,即旋转角度从 0°递增到 360°,计算待对齐图像旋转后与参考图像的差值,参数 $\theta$ 取两图像差值最小时对应的旋转角度。

### 4.1.2　基于 PCA 与高斯分布的形状统计模型

一种简单的形状表示方法是标记点法,即将形状的轮廓用有序的点序列表示。这种表示方法具有数字不稳定性、不能精确捕捉高曲率处的位置、难以处理拓扑结构变化,以及需要进行点匹配等缺点[2]。为避免这些问题,本书采用水平集方法,利用 SDF 表示目标形状。

采用水平集方法表示训练样本形状,训练样本集中的二值图像被嵌入三维SDF $(\Psi_1, \Psi_2, \cdots, \Psi_n)(n=20)$ 的零水平集中。所有训练样本的平均形状 $\bar{\Psi}$ 可用 SDF 的均值计算得到[3],即

$$\bar{\Psi} = \frac{1}{n} \sum_{i=1,2,\cdots,n} \Psi_i \tag{4-5}$$

将每个训练样本水平集函数 $\Psi_i$ 减去平均形状的函数 $\bar{\Psi}$ 可得到 $n$ 个均值偏移函数 $\{\tilde{\Psi}_1, \tilde{\Psi}_2, \cdots, \tilde{\Psi}_n\}$。这些均值偏移函数将用于捕捉训练样本形状的变化。为了将均值偏移函数 $\tilde{\Psi}_i$ 转换为特征向量,需要将 $N_1 \times N_2$ 维的矩阵 $\tilde{\Psi}_i$ 重新排列成 $N \times 1(N = N_1 \times N_2)$ 维的列向量 $\tilde{\psi}_i$。这样,重新排列后的训练样本构成 $N \times n$ 维的形状变化矩阵 $M$,即

$$M = \begin{bmatrix} \tilde{\psi}_1 & \tilde{\psi}_2 & \cdots & \tilde{\psi}_n \end{bmatrix} \tag{4-6}$$

在 $N \times n$ 维形状变化矩阵 $M$ 中,$N$ 为样本特征向量的维数,$n$ 为训练样本的个数。$N$ 由二值图像表示的形状模板的尺寸决定,一般相对较大。训练样本的个数 $n$ 是有限的。这些训练数据稀疏地分布于高维空间,难以探索训练数据间的真实结构[4]。因此,需要利用主成分分析(principal component analysis,PCA)[5]对训练数据进行降维处理。

形状变化矩阵 $M$ 的协方差矩阵为 $(1/n)MM^T$,利用奇异值分解(singular value decomposition,SVD)[6],协方差矩阵可分解为

$$\frac{1}{n}MM^{\mathrm{T}} = U\Sigma U^{\mathrm{T}} \tag{4-7}$$

其中，$U$ 为 $N \times n$ 维的酉矩阵，其列向量描述形状变化的 $n$ 个正交系；$\Sigma$ 为 $n \times n$ 维对角矩阵，其对角线元素表示相应的非零特征值。

矩阵 $U$ 去除了训练样本数据间的相关性，将矩阵 $U$ 的第 $i$ 列列向量 $U(i)$ 重新映射到 $N_1 \times N_2$ 维的形状模板空间，得到的形状 $\Psi_i'$ 即形状变化空间中第 $i$ 个特征形状。采用上述方法可以得到 $n$ 个不相关的特征形状 $\{\Psi_1', \Psi_2', \cdots, \Psi_n'\}$。

利用 $U$ 中的前 $k$ 个主分量，可以计算得到新的形状 $\Psi$，即

$$\Psi = \bar{\Psi} + \alpha U_k \tag{4-8}$$

其中，$U_k$ 为 $N \times k$ 维矩阵；$\alpha = [\alpha_1, \alpha_2, \cdots, \alpha_k]^{\mathrm{T}}$ 为各特征形状分量的权重系数向量。

最大的前 $k$ 个特征值由对应的列向量构成，$k$ 为满足以下条件的最小值，即

$$\frac{\sum_{i=1}^{k} \lambda_i}{\sum_{i=1}^{n} \lambda_i} \geqslant 95\% \tag{4-9}$$

通过改变 $\alpha$，可以得到不同的形状。对于给定的形状 $\Psi$，权重系数向量可由下式计算得到，即

$$\alpha = U_k^{\mathrm{T}}(\Psi - \bar{\Psi}) \tag{4-10}$$

假设由 $\alpha$ 表示的形状服从高斯分布，即

$$p(\alpha) = \frac{1}{\sqrt{(2\pi)|\Sigma_k|}} \exp\left(-\frac{1}{2}\alpha^{\mathrm{T}}\Sigma_K^{-1}\alpha\right) \tag{4-11}$$

其中，$\Sigma_k$ 为 $U_k$ 中列向量对应的特征值构成的对角矩阵。

对于以水平集函数 $\Psi_t$ 表示的测试形状，其在奇异子空间中的概率密度函数为 $p(\alpha_t)$。基于形状先验模型的零水平集曲线演化的目标是使演化后

的水平集函数表示的形状在先验形状奇异子空间中的概率最大。为使概率达到最大，定义以下形状能量函数，即

$$
\begin{aligned}
F(\alpha) &= -\log\big(p(\alpha)\big) \\
&= \log\sqrt{(2\pi)^k |\Sigma_k|} + \frac{1}{2}\alpha^{\mathrm{T}}\Sigma_k^{-1}\alpha \\
&\propto \alpha^{\mathrm{T}}\Sigma_k^{-1}\alpha
\end{aligned} \tag{4-12}
$$

通过极小化 $F(\alpha)$ 即可使概率函数 $p(\alpha)$ 达到最大。由于式(4-12)的能量函数为凸函数，其极小化可利用梯度下降流采用显示迭代的方式得到，即

$$
\begin{aligned}
\alpha^{n+1} &= \alpha^n - \Delta t\nabla F \\
&= \alpha^n - \Delta t\Sigma_k^{-1}\alpha^n
\end{aligned} \tag{4-13}
$$

其中，$\Delta t$ 为迭代时间步长。

### 4.1.3　基于非参数估计的形状统计模型

在先验形状模型中，可变形形状是通过训练样本嵌入的 SDF 均值加上一个高斯波动项构成的。然而，该模型建立的前提是训练样本形状服从高斯分布。利用该模型表示分布复杂的形状具有较大的局限性[7]。此外，形状是通过嵌入 SDF 的方式表示的。但是，SDF 并不是线性空间，一般情况下，其线性组合不再是 SDF。

为解决上述两个缺陷，Cremers 等[8]提出利用核密度估计[9]建立统计形状不相似性度量表示水平集的形状。给定形状训练样本集 $\{\varPsi_1,\ \varPsi_2,\cdots,\ \varPsi_n\}$ (SDF 表示)，通过将形状距离集成到 Parzen-Rosenblatt 核密度估计器[10,11] 中，实现形状在 SDF 空间中概率密度的定义，即

$$
p(\varPsi) \propto \frac{1}{n}\sum_{i=1}^{n}\exp\left(-\frac{1}{2\sigma^2}d^2\big(\varPsi,\varPsi_i\big)\right) \tag{4-14}
$$

其中，$d$ 为两形状不相似性距离度量；$\sigma$ 为核的带宽。

$d$ 和 $\sigma$ 的表达式定义为

$$
d^2(\varPsi_1,\varPsi_2) = \int_{\varOmega}\big(H(\varPsi_1) - H(\varPsi_2)\big)^2\,\mathrm{d}X \tag{4-15}
$$

$$\sigma^2 = \frac{1}{n}\sum_{i=1}^{n}\min_{j \neq i} d^2\left(\Psi_i, \Psi_j\right) \tag{4-16}$$

使 $\Psi$ 在训练样本空间中的概率最大的能量函数为

$$F(\Psi) = -\log p(\Psi) \tag{4-17}$$

其极小化的梯度下降流方程为

$$\frac{\partial \Psi}{\partial t} = \frac{\displaystyle\sum_{i=1}^{n}\alpha_i \frac{\partial}{\partial \phi} d^2(\Psi, \Psi_i)}{2\sigma^2 \displaystyle\sum_{i=1}^{n}\alpha_i}$$

$$= \frac{\displaystyle\sum_{i=1}^{n}\alpha_i \delta(\Psi)\left(H(\Psi) - H(\Psi_i)\right)}{\sigma^2 \displaystyle\sum_{i=1}^{n}\alpha_i} \tag{4-18}$$

其中，$\alpha_i$ 为每个训练形状样本 $\Psi_i$ 的权重系数，定义如下，即

$$\alpha_i = \exp\left(-\frac{1}{2\sigma^2} d^2\left(\Psi, \Psi_i\right)\right) \tag{4-19}$$

式(4-19)表明，训练样本 $\Psi_i$ 的权重随着其与测试形状 $\Psi$ 距离的增加呈指数衰减。

## 4.2　基于先验形状的水平集分割

基于先验形状的水平集模型能量函数由图像数据能量项 $F_{\text{image}}$ 和形状模型能量项 $F_{\text{shape}}$ 两项构成。其数学定义为

$$F = F_{\text{image}} + \lambda F_{\text{shape}} \tag{4-20}$$

其中，$\lambda$ 为平衡两能量项的正值权重系数。

在有金属伪影的牙冠切片中,金属伪影一般表现为高亮度(与牙冠灰度有较大差异),并对部分牙冠边界产生遮挡。若以基于图像灰度的区域型模型为式(4-20)中的图像数据能量项,区域型模型可能将金属伪影像素识别

为前景，将牙冠像素识别为背景。因此，本书选择边界型模型作为图像数据能量项，对应的能量函数为

$$F_{\text{image}} = \int_{\Omega} g \nabla \phi \mathrm{d} X \tag{4-21}$$

形状模型能量项定义为零水平集演化曲线表示的形状与先验形状模型重构的形状之间的距离，即

$$F_{\text{shape}} = \int_{\Omega} \left( H_{\varepsilon}(\phi) - H_{\varepsilon}(\Psi) \right)^2 \mathrm{d} X \tag{4-22}$$

因此，本书基于形状先验的水平集模型定义为

$$F = \int_{\Omega} g \nabla \phi \mathrm{d} X + \lambda \int_{\Omega} \left( H_{\varepsilon}(\phi) - H_{\varepsilon}(\Psi) \right)^2 \mathrm{d} X \tag{4-23}$$

其能量函数极小化的梯度下降流方程为

$$\frac{\partial \phi}{\partial t} = \delta_{\varepsilon}(\phi) \mathrm{div} \left( g \frac{\nabla \phi}{|\nabla \phi|} \right) - 2\lambda \delta_{\varepsilon}(\phi) \left( H_{\varepsilon}(\phi) - H_{\varepsilon}(\Psi) \right) \tag{4-24}$$

其中，$\Psi$ 可以根据以下梯度下降流迭代计算得到，即

$$\frac{\partial \Psi}{\partial t} = \frac{\sum\limits_{i=1}^{n} \alpha_i \delta_{\varepsilon}(\phi) \left( H_{\varepsilon}(\phi) - H_{\varepsilon}(\Psi_i) \right)}{\sigma^2 \sum\limits_{i=1}^{n} \alpha_i} \tag{4-25}$$

在利用式(4-24)和式(4-25)更新迭代水平集函数和形状模型前，需要将形状模型对齐到当前零水平集曲线表示的形状，使二者具有相同的尺度大小、位置和方向。利用切片间牙齿轮廓传递策略对待分割切片牙冠的水平集函数进行初始化，零水平集曲线仅在初始曲线的局部小范围内演化。因此，本书只在水平集函数演化迭代前将形状先验模型对齐到初始水平集曲线表示的形状，在水平集函数演化中不进行对齐操作。先验形状模型与初始水平集曲线表示的形状间的对齐操作采用 4.1 节介绍的方法。

## 4.3　实验结果与分析

### 4.3.1　实验数据

　　10 位患者的 CBCT 图像被用于测试基于先验形状水平集模型的分割方法对有金属伪影图像分割的性能。所有患者都是接受过正畸治疗的患者，在进行 CT 扫描前，口内已佩戴托槽和正畸弓丝等金属矫治器械。同前一章处理的图像类似，所有患者进行 CT 扫描时，上下牙颌都处于开颌状态。在对图像进行分割处理前，手动对某些图像进行重定向操作，使上下颌咬合面近似平行于横断面。

　　由于本章提出的方法是为了实现有金属伪影图像的分割，在对分割方法进行测试时仅处理有金属伪影的牙冠部位的 CT 切片。在对分割精度量化分析时，精度量化指标 VD、DSC、ASSD 和 MSSD 也是从有金属伪影的牙冠区域中计算得到的。

### 4.3.2　定性实验结果与比较

　　图 4-4 所示为利用基于先验形状水平集模型分割有金属伪影样本切片的结果。由此可知，金属伪影对部分牙齿轮廓形成遮挡，造成这部分牙齿轮廓的丢失。同时，金属伪影引起的条状斑纹在图像中形成大量噪声，会严重影响图像的质量。因此，仅利用图像像素自身信息很难准确地分割出牙齿轮廓。图 4-4 的结果表明，基于先验形状水平集模型的方法具备准确分割金属伪影图像牙冠的能力，分割结果在视觉上达到了满意的效果。另外，分割结果进一步验证了利用 Radon 变换求取相邻牙齿分离线的方法具

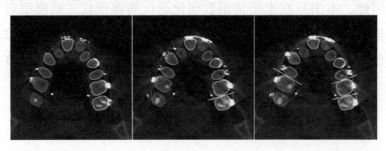

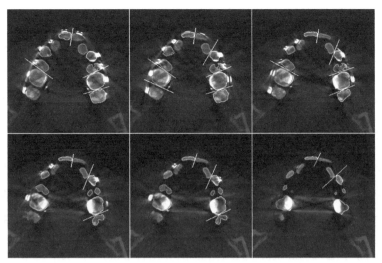

图 4-4　利用基于先验形状水平集模型分割有金属伪影样本切片的结果
(白色线段表示提取的相邻牙齿分离线；曲线表示提取的牙齿轮廓)

有较高的稳定性。即使在有金属伪影干扰的情况下，利用 Radon 变换也能准确提取相邻牙齿的分离线。

图 4-5 所示为不同方法对有金属伪影图像中牙冠分割结果的比较，包

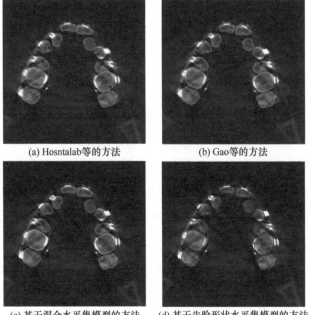

(a) Hosntalab等的方法　　　　　　(b) Gao等的方法

(c) 基于混合水平集模型的方法　　(d) 基于先验形状水平集模型的方法

图 4-5　不同方法对有金属伪影图像中牙冠分割结果的比较

括 Hosntalab 等[12]的方法、Gao 等[13]的方法、基于混合水平集模型的方法、基于先验形状水平集模型的方法。结果显示，前三种方法都不适用于有金属伪影图像的分割，分割结果均出现严重的错误；基于先验形状水平集模型的方法获得了满意的结果。

### 4.3.3 量化分割性能

表 4-1 所示为基于先验形状水平集模型的方法对有金属伪影的图像牙冠分割精度。在以 VD 指标定义的平均分割精度方面，表 4-1 的结果明显低于表 3-1 中的结果。这是分割精度是从受金属伪影影响的牙冠部位计算得到的，而牙冠部位的总体积只占整颗牙齿体积的一部分$\left(\text{通常小于}\dfrac{1}{2}\right)$。

**表 4-1　有金属伪影的图像牙冠分割精度**

| 牙齿 | 量化指标 | | | |
|---|---|---|---|---|
| | VD/mm$^3$ | DSC/% | ASSD/mm | MSSD/mm |
| 尖牙 | 13.86 ± 3.41 | 86.15 ± 4.50 | 0.31± 0.05 | 1.85 ± 0.95 |
| 切牙 | 17.57 ± 9.76 | 87.82 ± 3.79 | 0.29± 0.03 | 1.36 ± 0.55 |
| 前磨牙 | 16.25 ±7.35 | 83.29 ± 4.98 | 0.33± 0.11 | 2.34 ± 0.87 |
| 磨牙 | 19.45 ± 10.53 | 86.70 ± 3.67 | 0.32± 0.10 | 2.62 ± 0.93 |

## 4.4　本章小结

对于正在接受正畸治疗的患者，在进行口腔 CT 扫描时，其口内佩戴的金属矫治器会在 CT 图像中产生金属伪影。这些金属伪影在图像中表现为高亮区域，并伴随条状斑纹，会严重地降低图像质量，并对某些牙齿产生遮挡。被金属伪影遮挡的牙齿，有一部分边界的图像信息可能已完全丢失，仅利用图像自身的灰度与梯度信息很难准确地分割出这部分的边界轮廓。本章利用基于先验形状水平集模型分割有金属伪影图像的牙齿轮廓。基于先验形状水平集模型的分割包括形状模型的学习和基于形状模型的分割两个过程。形状模型的学习从牙齿形状训练样本集中学习建立牙齿形状的先验统计模型。本书以待分割牙齿的初始轮廓为参考形状，动态地从形状样本集中选择训练样本，并利用非参数密度估计的方法建立牙齿形状的先验统计模型。基于形状模型的分割首先利用图像信息进行初始分割，然后根据初始分割结果对形状模型进行形变，最后综合图像数据和形状模型的形变得到最终分割结果。实验结果表明，基于先验形状水平集模型的方法能够用于有金属伪影图像中牙冠的分割，并得到较高的分割精度。

## 参 考 文 献

[1] Xia Z, Gan Y, Xiong J, et al. Crown segmentation from computed tomography images with metal artifacts[J]. IEEE Signal Processing Letters, 2016, 23(5): 678-682.

[2] Tsai A, Yezzi A, Wells W, et al. A shape-based approach to the segmentation of medical imagery using level sets[J]. IEEE Transactions on Medical Imaging, 2003, 22(2): 137-154.

[3] Leventon M E, Grimson W E L, Faugeras O. Statistical shape influence in geodesic active contours[C]//Proceedings of the IEEE Conference on Computer Vision and Pattern Recognition, Berder Island, 2000: 316-323.

[4] Fang W, Chan K L. Incorporating shape prior into geodesic active contours for detecting partially occluded object[J]. Pattern Recognition, 2007, 40(8): 2163-2172.

[5] Wold S, Esbensen K, Geladi P. Principal component analysis[J]. Chemometrics and Intelligent Laboratory Systems, 1987, 2(1): 37-52.

[6] Klema V, Laub A J. The singular value decomposition: Its computation and some applications[J]. IEEE Transactions on Automatic Control, 1980, 25(2): 164-176.

[7] Cremers D, Kohlberger T, Schnorr C. Shape statistics in kernel space for variational image segmentation[J]. Pattern Recognition, 2003, 36(9): 1929-1943.

[8] Cremers D, Osher S J, Soatto S. Kernel density estimation and intrinsic alignment for shape priors in level set segmentation[J]. International Journal of Computer Vision, 2006, 69(3): 333-351.

[9] Sheather S J, Jones M C. A reliable data-based bandwidth selection method for kernel density estimation[J]. Journal of the Royal Statistical Society Series B (Methodological), 1991, 53(3): 683-690.

[10] Rosenblatt M. Remarks on some nonparametric estimates of a density-function[J]. Annals of Mathematical Statistics, 1956, 27(3): 832-837.

[11] Parzen E. On the estimation of a probability density function and the mode[J]. Annals of Mathematical Statistics, 1962, 33(3): 1063-1076.

[12] Hosntalab M, Aghaeizadeh Z R, Abbaspour T A, et al. Segmentation of teeth in CT volumetric

dataset by panoramic projection and variational level set[J]. International Journal of Computer Assisted Radiology and Surgery, 2008, 3(3-4): 257-263.

[13] Gao H, Chae O. Individual tooth segmentation from CT images using level set method with shape and intensity prior[J]. Pattern Recognition, 2010, 43(7): 2406-2417.

# 第5章　基于网格模型分割的上下颌闭颌扫描 CT 图像牙齿分割方法

口腔正畸治疗除了使患者上下颌牙列排列整齐，还需恢复患者上下牙颌正常的咬合关系。为诊断患者上下牙颌咬合关系，需要在患者上下牙颌处于自然咬合状态时进行口腔 CT 扫描。图 5-1 所示为上下颌闭颌扫描 CT 图像。在这些图像中，上下牙颌的牙齿轮廓在咬合区可能相互重叠，造成独立牙齿轮廓的丢失。本书前面章节介绍的方法都是处理上下颌开颌扫描 CT 图像，不适用于上下颌闭颌扫描 CT 图像中独立牙齿的分割。

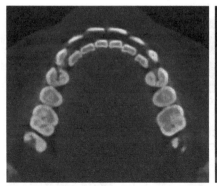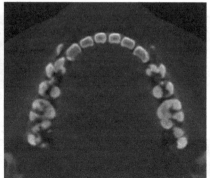

图 5-1　上下颌闭颌扫描 CT 图像

本章介绍一种用于上下颌闭颌扫描 CT 图像的独立牙齿分割方法。该方法首先利用混态水平集模型从闭颌扫描 CT 图像中分割所有的牙齿轮廓。在分割出的牙齿轮廓中，与下颌牙齿轮廓可能出现重叠相交的各上颌牙齿被自动检测出来。然后，检测出的重叠相交的上下颌牙齿的所有轮廓被用于重构一个网格模型。利用阈值分割与快速行进分水岭方法对网格模型进行分割可以分开相交的上下颌牙齿，对分割开的网格模型进行孔洞修复即可得到独立的牙齿模型。

# 5.1　基于网格模型分割的闭颌扫描 CT 图像牙齿分割总体框架

基于网格模型分割的闭颌 CT 图像独立牙齿分割流程如图 5-2 所示[1]。整个分割流程可分为三步，即用户初始化、牙齿轮廓分割、网格模型分割。

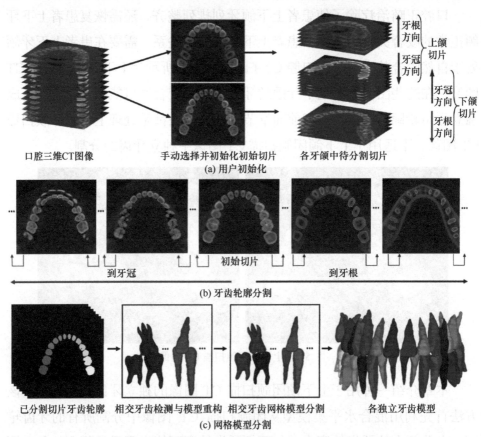

图 5-2　基于网格模型分割的闭颌 CT 图像独立牙齿分割流程

在第一步中，用户手动从上下颌切片中各选择一张初始切片，并在初始切片中为每颗牙齿选择一个种子点。各牙颌中初始切片的选择标准与开颌扫描 CT 图像中初始切片的选择类似，即初始切片从包含所有牙齿轮廓且牙槽骨不与牙齿相连的牙颈或牙冠部位的切片中选择。

在第二步中，牙齿轮廓被逐切片自动分割出来。其中，上颌和下颌切片牙齿轮廓的分割分别独立地进行。对于各个牙颌，牙齿轮廓的分割采用第 2 章介绍的分割策略，并利用混合水平集模型提取各牙齿轮廓。由于上下颌牙齿在咬合区域相互接触，因此分割出的上下颌牙齿轮廓在牙冠区域可能相互重叠在一起。

在第三步中，上颌中牙齿轮廓与下颌牙齿轮廓相重叠的各牙齿被自动检测出来，检测出的上下颌轮廓相互重叠的牙齿的所有轮廓被用于重构三维网格模型。重构的三维网格模型一般由单颗上颌牙齿和两颗下颌牙齿或单颗上颌牙齿与单颗下颌牙齿构成。利用阈值分割与快速行进分水岭算法分割网格模型可实现上颌牙齿与下颌牙齿的分离。对分割后的网格模型进行孔洞修复即可得到独立完整的牙齿模型。

## 5.2　网格模型分割基本理论

### 5.2.1　三角网格模型与网格模型分割概述

三角网格模型由三维空间一系列的三角面片及其上的点和边组成。所有三角面片之间利用边或其上顶点互相连接形成分片的曲面。每条边被两个三角面片共用。三角网格模型满足：任何两条边只在共同端点有交点，任意两个三角面片仅在公共边上相交。三维空间上的三角网格模型 $M$ 可以定义为一个包含三角面片、半边与顶点信息的三元组，即

$$M = \{F, E, V\} \tag{5-1}$$

其中，$F$ 为三角面片；$E$ 为半边；$V$ 为顶点，即

$$V = \{V_i \mid V_i \in \mathrm{R}^3, 1 \leqslant i \leqslant m\} \tag{5-2}$$

$$E = \{E_{ij} = (V_i, V_j) \mid V_i, V_j \in V, i \neq j\} \tag{5-3}$$

$$F = \{F_{ij} = (V_i, V_j, V_k) \mid V_i, V_j, V_k \in V, i \neq j, i \neq k, j \neq k\} \tag{5-4}$$

图 5-3 所示为最简单三角网格模型。该模型为一个四面体，由 4 个三角面片和 4 个顶点组成。

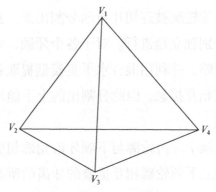

图 5-3　简单三角网格模型

三角网格分割是指通过该网格模型的几何特征或拓扑特征等属性，将一个封闭的三角网格模型分割成一系列一定数目的具有形状意义的部分三角网格单元。三维网格模型的分割是根据网格模型的表面特征等属性进行有意义的形状分割，是模式识别、分类等问题解决的前提工作。

三维网格分割的研究工作始于 1991 年。Vincent 首次将二维空间上图像分割领域中的分水岭算法引入三维空间具有拓扑关系的三维网格模型的分割领域。随着网格分割问题的普遍化，很多其他学科的方法被引入并发展，以解决三维网格分割问题。

目前较成熟的三维网格分割算法有以下几种，即基于分水岭算法的分割方法[2]、基于聚类方法的分割方法[3]、基于区域生长的分割方法[4]。在三维网格模型分割过程中，除了需要对分割算法研究，还需要确定以何种基于三角网格模型的属性进行分割，即以何种标准分割三角网格模型。不管选择使用哪种分割算法进行网格分割，对分割结果影响最重要的还是决定划分不同区域的网格属性与分割准则。

根据解析几何的相关知识，三角网格模型具有很多数学意义上的属性，如两个面片之间的二面角、三维网格的表面曲率、三维空间的欧氏距离、平均测地线距离、三角网格表面表面凹凸性等属性。这些属性都可作为分割属性进行三角网格模型的分割任务。

在对三角网格模型进行分割之前，需要获悉每个顶点的相邻顶点的信息及其共用三角面片信息等拓扑关系。这样才能保证在分割过程中，分割线在三角网格模型的表面蔓延。三角网格模型以 STL(standard triangle language)文件存储，这类文件只提供网格模型顶点的坐标信息，并没有提供额外的拓扑信息。因此，在进行网格模型分割前，需要建立三维网格模型数据拓扑关系信息。

三角网格模型是符合半边结构的，即模型上的一条边可分为两条位置相同、方向相反的半边。这两条半边分别属于不同的三角面片。两个相接的三角面片存在一对半边组成一条整边。三角网格模型包含三角面片、边与顶点基本信息。通过一个面片能够找到其包含的边编号与顶点编号，并获悉其相邻的三角面片的编号。同理给出一个顶点或者边，可以得到其所在的三角面片编号、与其相邻顶点的编号，以及边的编号。建立三维网格模型数据拓扑关系的流程包括建立半边表、半边表合并和建立顶点相邻面信息表三个过程。

(1) 建立半边表。

① 遍历所有三角面片，为当前三角面片的边建立半边编号。

② 保存该半边所在三角面片的编号。

③ 保存该半边的起始顶点编号与终止顶点编号。

(2) 半边表合并。

① 建立边表，每条边包含对应的两条半边编号。

② 利用排序方法，对半边表根据起始顶点编号信息进行排序。

③ 遍历半边表信息，查找起始顶点与终止信息相同的两条半边，将两条半边的编号保存到建立的边表中。

(3)建立顶点相邻面信息表。

① 以顶点编号为基础，建立顶点相邻三角面片表。

② 遍历所有三角面片，对当前三角面片的每个顶点编号，将当前三角面片编号保存到相应顶点的邻接三角面片表中。

### 5.2.2　网格模型曲率估计

网格模型中最重要的曲率为高斯曲率和平均曲率,可采用 Meyer 方法[2]

计算得到。

图 5-4 所示为网格模型中的部分三角面片。利用 Meyer 方法，顶点 $V_i$ 的高斯曲率 $k_G(V_i)$ 和平均曲率 $k_M(V_i)$ 的计算公式为

$$k_G(V_i) = \frac{1}{A_M}\left(2\pi - \sum_{j\in N(V_i)}\theta_j\right) \tag{5-5}$$

$$k_M(V_i) = \frac{1}{4A_M}\sum_{j\in N(V_i)}(\cot\alpha_{ij} + \cot\beta_{ij})\langle V_jV_i, n\rangle \tag{5-6}$$

其中，$N(V_i)$ 为顶点 $V_i$ 的 1 邻域顶点；$\theta_j$ 为 $V_iV_j$ 边与顶点 $V_i$ 相交的相邻边形成的角；$\alpha_{ij}$ 和 $\beta_{ij}$ 为以 $V_iV_j$ 为公共边的相邻三角面片上 $V_iV_j$ 边的对角；$n$ 为顶点 $V_i$ 的法向向量；$A_M$ 为顶点 $V_i$ 的 Voronoi 面积。

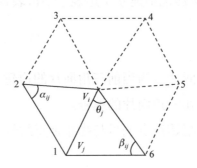

图 5-4　网格模型中的部分三角面片

顶点 $V_i$ 的 Voronoi 面积表示 $V_i$ 与其 1 邻域顶点构成的所有三角面片的 Voronoi 区域面积之和。对于图 5-5 所示的锐角三角面片，顶点 $V_1$ 的 Voronoi 区域为图中所示阴影区域，其中 $o$ 点为三角形的外心。因此，$V_1$ 的 Voronoi 区域面积为

$$A_m(V_1) = \frac{1}{8}\left(|V_1 V_3|^2\cot\angle V_2 + |V_1 V_2|^2\cot\angle V_3\right) \tag{5-7}$$

对于钝角三角形，Voronoi 面积的计算公式稍有不同，分为钝角计算公式与锐角计算公式。如图 5-6 所示，钝角和锐角的 Voronoi 面积的计算公式为

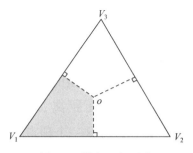

图 5-5　锐角三角面片

$$A_{\text{钝}}(V) = \frac{1}{2} A_T \tag{5-8}$$

$$A_{\text{锐}}(V) = \frac{1}{4} A_T \tag{5-9}$$

其中，$A_T$ 为三角面片的面积。

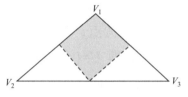

图 5-6　钝角三角面片

利用上述公式进行计算，三颗磨牙三角网格模型的高斯曲率分布如图 5-7 所示。可以看出，牙冠上下颌咬合区域节点的曲率相对较大。

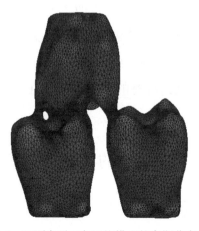

图 5-7　三颗磨牙三角网格模型的高斯曲率分布

### 5.2.3　网格模型平均测地线距离

三维网格模型分割中使用的分割属性除了三维网格模型的表面曲率，另一种最常见的分割属性是三维网格模型的平均测地线距离。在三维网格模型中，任意两个顶点之间的表面距离，称为测地线距离(geodesic distance)。对于三角网格模型上的任意一个顶点，平均测地线距离为该顶点到其他所有顶点的测地线距离的平均值。其数学表达式为

$$AGD(V_i) = \frac{1}{N} \sum_{j=1}^{N} \text{geod}(V_i, V_j) \tag{5-10}$$

其中，$\text{geod}(V_i, V_j)$ 为顶点 $V_i$ 到顶点 $V_j$ 的测地线距离。

本书使用经典的 Dijkstra 算法[5]计算三角网格模型所有顶点的平均测地线距离。Dijkstra 算法是经典的单源最短路径算法，具体实现过程如下。

(1) 初始化。$S$ 只包含定义的源点，即 $S = \{V\}$，其中 $V$ 的距离为 0。$U$ 包含除去源点的其他所有顶点，即 $U = \{$除去 $V$ 的其他所有顶点$\}$。如果 $V$ 与 $U$ 中的顶点 $U_i$ 邻接，则取 $\text{geod}(V, U_i)$ 为 $V$ 与 $U_i$ 的欧氏距离；否则，$\text{geod}(V, U_i) = \infty$。

(2) 从 $U$ 中取一个距离(上一步计算的距离 geod)最短的顶点 $K$，把 $K$ 加入 $S$ 中。

(3) 以 $K$ 为新的中间计算顶点，修改 $U$ 中各顶点之间的距离。如果源点 $V$ 到顶点 $U_i$ 的(经过顶点 $K$)的距离比原来(没有经过顶点 $K$)的距离短，则更新顶点 $U_i$ 的距离为较短的距离。

(4) 重复(2)与(3)，直到所有的顶点都包含在 $S$ 中，并且完成所有顶点的测地线计算。

## 5.3　上下颌咬合的牙齿网格模型分割

### 5.3.1　相互接触的上下颌牙齿检测

对于上下颌闭颌扫描的 CT 图像，分割得到的上下颌牙齿的轮廓可能

在某些切片中重叠。直接进行模型三维重建无法从这些重叠的轮廓中得到各牙齿独立的三维模型。因此，本书首先检测可能接触的上下颌牙齿并重建它们三维表面网格模型，然后对重建的网格模型进行分割，使接触的上下颌牙齿分离开。

利用牙齿轮廓分割方法分割上颌或下颌的牙齿轮廓，依次以上颌的各牙齿为目标，检测与其接触的下颌牙齿。在分割出的上颌目标牙齿轮廓中，如果其与某下颌牙齿轮廓相重叠，则认为上颌的目标牙齿与下颌某些牙齿相接触。之后，利用该上颌目标牙齿轮廓，以及与之有接触的下颌牙齿轮廓重构得到一个三维网格模型。由于上下颌牙齿的接触区域总是位于牙冠部位的咬合区域，网格模型仅从牙冠区域的轮廓中重构得到。重构的模型通常由一颗上颌牙齿与一颗或两颗下颌牙齿构成。

### 5.3.2　相互接触的牙齿网格模型总体分割流程

上下颌牙齿网格模型分割总体流程示意图如图 5-8 所示。首先，提取网格模型各顶点的高斯曲率，并利用阈值分割方法对网格模型进行预分割。阈值分割需要使分割后的网格模型中除了上下颌咬合区域外大部分区域均为上颌或下颌牙齿。本书阈值按经验设置为–0.001。在上下颌牙齿咬合区域，网格模型顶点具有相似的高斯曲率，仅利用高斯曲率为分割准则无法准确地将上下颌牙齿分离开。为实现咬合区域的精确分割，本书以高斯曲率与平均测地距离构建高度函数，然后以高度函数为分割准则，利用快速分水岭算法分割咬合区域的网格模型。由于重构的网格模型为三维表面网格模型，分割开的模型在边界处会出现孔洞，需要对孔洞进行修复操作得到各牙齿独立的三维模型。

### 5.3.3　分割高度函数

如前所述，在上下颌牙齿咬合区域，网格模型顶点具有相似的高斯曲率。仅利用高斯曲率作为分割准则无法准确地将上下颌牙齿分离开。本书

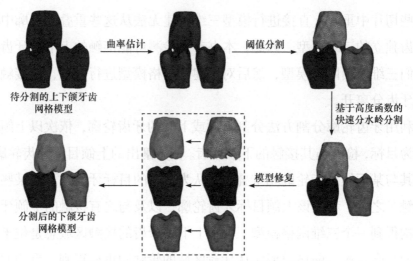

图 5-8　上下颌牙齿网格模型分割总体流程示意图

使用新的分割高度函数进行牙齿三维网格模型的分割。新的分割高度函数融合了牙齿网格模型的高斯曲率信息与平均测地线距离信息。对于三角网格模型中的任意顶点 $V$，其分割高度函数定义为

$$\text{Height}(V) = w_1\text{Cur}(V) + w_2\text{AGD}(V) \tag{5-11}$$

其中，$\text{Cur}(V)$ 为顶点的高斯曲率；$\text{AGD}(V)$ 为顶点的平均测地线距离函数；$w_1$ 和 $w_2$ 为自适应权重系数，即

$$w_1 = 1 - \frac{\text{abs}(\text{Cur}(V))}{\text{Max}(\text{abs}(\text{Cur}))} \tag{5-12}$$

$$w_2 = \frac{\text{abs}(\text{Cur}(V))}{\text{Max}(\text{abs}(\text{Cur}))} \tag{5-13}$$

$w_1$ 与 $w_2$ 随高斯曲率从高到低演变的同时，分割高度函数的权重从高斯曲率函数向平均测地线距离函数倾斜。

平均测地距离计算网格模型上每个顶点到其他顶点的测地距离的均值。因此，对于非闭合模型，模型中央区域顶点的平均测地距离相对较小，而外围区域顶点的平均测地距离较大。由高斯曲率与平均测地距离结合得到的高度函数，当高斯曲率无法准确地区分上下颌咬合区域时，高度函数

趋向于将上下颌咬合区域从中心顶点分离开。

### 5.3.4　快速分水岭算法

在三维网格分割领域，分水岭算法最早从二维图像分割领域引入三维分割领域。随着研究的深入，分水岭算法在三维分割领域得到快速发展，并出现不同的改进算法。

快速分水岭算法(fast marching watershed)由 Page[6]提出，在分割一个三维网格模型的过程中，根据最小值原理，对整个网格模型进行局部曲率估计，并设定一个分割高度函数，然后利用局部曲率从大到小的蔓延方向，进行整个网格分割。快速分水岭的具体计算过程如下。

(1) 输入三维网格模型、标记数组、分割高度函数和顶点拓扑关系表。

(2) 遍历所有顶点，找到这样的顶点，即本身没有被标记，但是该顶点的邻接顶点至少有一个已经被标记了。

(3) 将上述找到的顶点编号，对应的高度函数和将要被标记的标号，这三个元素存入 heap 数据表中。

(4) 以 heap 表中高度函数的大小为标准，对 heap 表进行整体排序，按照从大到小的顺序排列。

(5) 将排序后的 heap 中的第一个顶点出栈，将当前出栈的顶点进行标记，然后检查该顶点的邻接顶点是否都已经标记。如果存在未标记的邻接顶点，将这些未标记的顶点编号信息、对应高度函数及将要被标记的标号保存到 heap 数据表中。

(6) 重复(4)与(5)，直到 heap 数据表为空，所有的顶点都被标记完，分割工作完成。

### 5.3.5　模型修复

将上下颌接触的牙齿三维网格模型分割后，每颗牙齿成为独立的网格模型。完成分割后，每颗单独的牙齿网格都会存在孔洞，需要进行孔洞填充以保证牙齿三维网格的完整封闭性。网格填充问题主要考虑孔洞边界光滑的处理、孔洞多边形的确定、新三角形的添加规则，以及新三角形的合法性检验的规则。本书首先使用阵面推进网格(advanced front mesh, AFM)[7]方法进行孔洞自动填充，再使用一种无碰撞网格修复方法[8]对填充后的模型进行调整，避免填充后的上下颌牙齿模型相交。利用 AFM 方法实现孔洞自动填充的过程示意图如图 5-9 所示。利用该方法进行孔洞自动填充时首先检测整个网格模型，找到孔洞的边界，然后计算边界边相邻两个边的夹角，找到最小夹角所在的顶点编号，最后根据新三角面片生成的规则，在该顶点处生成新的面片。迭代此算法，直到边界边为 0，完成孔洞的自动填充。

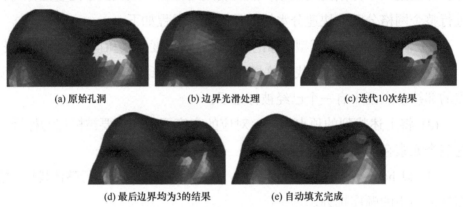

(a) 原始孔洞　　　　(b) 边界光滑处理　　　　(c) 迭代10次结果

(d) 最后边界均为3的结果　　　　(e) 自动填充完成

图 5-9　利用 AFM 方法实现孔洞自动填充的过程示意图

　　直接利用 AFM 方法对上下颌牙齿自动填充后的实例如图 5-10 所示。利用 AFM 方法对各牙齿的孔洞填充操作独立地进行，填充后的上下颌牙齿可能出现相交。因此，需要对填充后的牙齿模型进行处理，避免上下颌牙齿相交。本书采用一种无碰撞网格修复方法实现上述操作。在利用 AFM 方法进行各牙齿模型孔洞填充时，将边界顶点及其一阶领域顶点，以及边界顶点对应的三角面片删除，从而得到新的边界顶点。为了调整填充后的网格模型，首先由边界顶点拟合得到一个平面，并将填充的网格投影到该平面上。计算得到上下颌牙齿的相交区域及相交区域在投影平面方向顶点的最大距离。将待调整牙齿网格上相交区域顶点最大距离对应的顶点记为 $P_0$，其在投影平面上的投影记为 $P_1$。设 $P_0$ 与 $P_1$ 间的距离为 1，上述相交区域顶点最大距离的一段记为 $\alpha$ ，则将 $P_0$ 的位置调整为 $P$ 重新进行网格填充操作，其中 $P$ 的位置定义为

$$P=\alpha P_0+(1-\alpha)P_1 \tag{5-14}$$

对于填充后相交的两颗牙齿模型，上述调整操作交替迭代地进行，直到两模型不相交为止。由于两牙齿对应的投影平面不会相交，上述操作可以保证经过迭代后总能得到不相交的模型。

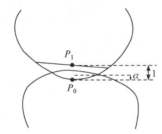

图 5-10　直接利用 AFM 方法对上下颌牙齿自动填充后实例

## 5.4　实　验　验　证

10 位患者的口腔 CT 图像被用于测试和验证本章提出的分割方法。所有图像均为患者上下颌自然咬合状态下扫描得到的，图像中无金属伪影，具体扫描参数与前两章的测试图像一致。仍然以临床医师手动分割的结果作为牙齿轮廓的真实参考标准与提出方法的分割结果进行比较，使用 VD、DSC、ASSD、MSSD 四个参数量化分割精度。

### 5.4.1　定性分割结果

图 5-11 所示为直接利用混合水平集模型对闭颌扫描 CT 图像的分割结果。其中，图 5-11(a6)与图 5-11(b1)、图 5-11(a7)与图 5-11(b2)、图 5-11(a8)与图 5-11(b3)是同一切片在上颌与下颌牙列中的分割结果。在这些图像中，部分上下颌牙齿相互接触并在咬合区域的切片中相互重叠。从分割结果可看出，上颌或下颌相邻的牙齿被成功分离，牙根的轮廓也被很好地分割出来。然而，相互接触的上下颌牙冠并未被分割开，分割得到的轮廓相互重

叠一起(图 5-11(a5)~图 5-11(a8)、图 5-11(b1)~图 5-11(b4))。

图 5-12 所示为从图 5-11 图像中分割结果重构得到的牙齿三维模型。在图 5-12(a)直接重构的模型中,由于存在上下颌牙齿轮廓相互重叠的问题,部分上下颌牙齿模型被重构为一个模型。经过网格模型分割后的牙齿模型在视觉上的精度较为理想,且可进行独立的操作用于临床正畸治疗数字化诊断与治疗方案规划。

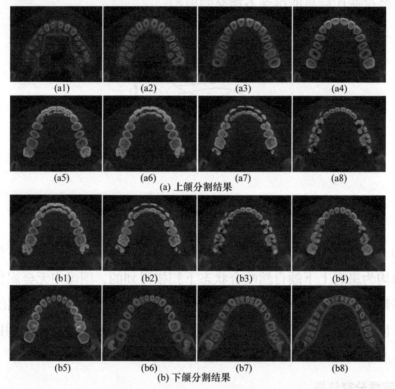

(a1)      (a2)      (a3)      (a4)

(a5)      (a6)      (a7)      (a8)

(a) 上颌分割结果

(b1)      (b2)      (b3)      (b4)

(b5)      (b6)      (b7)      (b8)

(b) 下颌分割结果

图 5-11    直接利用混合水平集模型对闭颌扫描 CT 图像的分割结果

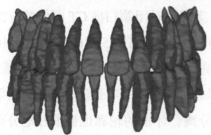

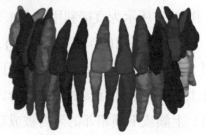

(a) 直接从分割的牙齿轮廓重构得到的模型      (b) 网格模型分割后得到的独立牙齿模型

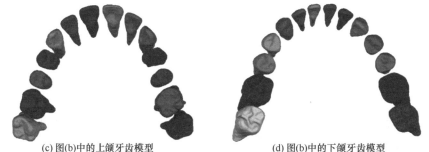

(c) 图(b)中的上颌牙齿模型　　　　　　　(d) 图(b)中的下颌牙齿模型

图 5-12　从图 5-11 图像中分割结果重构得到的牙齿三维模型

图 5-13 所示为网格模型分割后得到的上下颌咬合区域牙齿的最终轮廓(红色曲线表示上颌牙齿轮廓；绿色曲线表示下颌牙齿轮廓)。与图 5-11 的分割结果相比，上下颌相互重叠的牙齿轮廓被成功分割开。

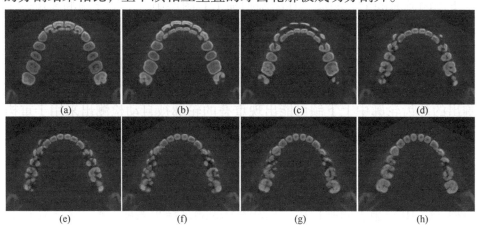

图 5-13　网格模型分割后得到的上下颌咬合区域牙齿的最终轮廓

## 5.4.2　量化分割结果

本章提出的基于网格模型分割的闭颌扫描口腔 CT 图像牙齿分割精度如表 5-1 所示。

表 5-1　基于网格模型分割的闭颌扫描口腔 CT 图像牙齿分割精度

| 牙齿 | 量化指标 | | | |
| --- | --- | --- | --- | --- |
| | VD/mm³ | DSC/% | ASSD/mm | MSSD/mm |
| 尖牙 | 36.94 ± 4.53 | 90.90± 1.74 | 0.25 ± 0.04 | 1.30 ± 0.42 |
| 切牙 | 41.31 ± 7.57 | 90.52 ± 1.59 | 0.33 ± 0.02 | 1.28 ± 0.48 |
| 前磨牙 | 42.06 ± 6.39 | 89.94 ± 1.28 | 0.37 ± 0.05 | 1.53 ± 0.46 |
| 磨牙 | 60.15 ± 15.99 | 89.15 ± 1.19 | 0.39 ± 0.18 | 2.48 ± 0.52 |

由于已有的其他非机器学习类的口腔 CT 图像组织分割方法无法从闭颌扫描的 CT 图像中分割得到独立牙齿轮廓，我们未将这些已有的方法与本章提出的闭颌扫描 CT 图像牙齿分割方法进行分割精度的量化比较。

本章采用双核 CPU 并行进行 CT 图像牙齿轮廓分割，单个患者 CT 图像牙齿轮廓分割的时间为 $4.45\pm0.64$min。此外，单个患者上下颌网格模型分割的时间为 $1.37\pm0.43$min。

## 5.5 本章小结

为了检查错颌畸形患者上下牙颌咬合关系，正畸医师可能要扫描患者上下颌闭颌时的 CT 图像。在闭颌扫描 CT 图像中，上下牙颌的牙齿轮廓在咬合区域可能相互重叠，造成独立牙齿轮廓丢失，给牙齿轮廓分割带来困难。本章介绍一种用于闭颌扫描 CT 图像的独立牙齿分割方法。该方法首先利用混合水平集模型从闭颌扫描 CT 图像中分割所有的牙齿轮廓。分割出的牙齿轮廓中上下颌可能出现重叠的轮廓被自动检测出来用于重构上下颌咬合的牙齿网格模型。最后，以网格模型的曲率和测地距离为特征，利用阈值分割与快速行进分水岭方法对网格模型进行分割，以分开咬合的上下颌牙齿，并对分割开的牙齿网格模型进行孔洞修复，得到独立的牙齿模型。在 10 位患者闭颌扫描 CT 图像上的测试结果表明，本章的方法可有效用于闭颌扫描 CT 图像中牙齿的分割。

## 参 考 文 献

[1] Xia Z, Gan Y, Chang L, et al. Individual tooth segmentation from CT images scanned with contacts of maxillary and mandible teeth[J]. Computer Methods and Programs in Biomedicine, 2017, 138: 1-12.

[2] Meyer M, Desbrun M, Schröder P, et al. Discrete Differential-Geometry Operators for Triangulated 2-Manifolds[M]. Heidelberg: Springer, 2003.

[3] Besl P J, Jain R C. Segmentation through variable-order surface fitting[J]. IEEE Transactions on Pattern Analysis and Machine Intelligence, 1988, 10(2): 167-192.

[4] Shlafman S, Tal A, Katz S. Metamorphosis of polyhedral surfaces using decomposition[C]// Computer Graphics Forum, Blackwell, 2002, 21(3): 219-228.

[5] Dijkstra E W. A note on two problems in connexion with graphs[J]. Numerische Mathematik,

1959, 1(1): 269-271.

[6] Page D L, Koschan A F, Abidi M A. Perception-based 3D triangle mesh segmentation using fast marching watersheds[C]//IEEE Conference on Computer Vision and Pattern Recognition, Madison, 2003, II-27-32 .

[7] George P L, Seveno É. The advancing-front mesh generation method revisited[J].International Journal for Numerical Methods in Engineering, 1994, 37(21): 3605-3619.

[8] Qiu N, Fan R, You L, et al. An efficient and collision-free hole-filling algorithm for orthodontics[J]. The Visual Computer, 2013, 29(6): 577-586.

# 第6章 基于深度学习的口腔 CT 图像组织分割方法

深度学习作为机器学习最重要的一个分支，近年来发展迅猛，在国内外都引起了广泛的关注。医学图像处理是深度学习最经典和最成功的应用领域之一。与传统的神经网络、支持向量机等机器学习方法相比，深度学习网络具有强大的非线性建模能力，可自动从原始数据中提取出高层次的抽象特征，已成为医学图像处理领域中领先的机器学习工具。

与水平集这类传统方法相比，深度学习网络经过参数训练后，一方面可实现全自动的分割，另一方面借助图形处理单元(graphics processing unit，GPU)对计算过程进行大幅加速后可实现三维图像的快速分割，因此更加适合临床的诊疗应用。本章以医学图像分割应用中常用的 Unet 深度学习网络为例探索深度学习网络用于口腔 CT 图像分割的可行性，为后续更加深入的研究提供参考。

## 6.1 人工神经网络概述

深度学习是使用深层网络结构(如深度神经网络)的机器学习方法。与浅层网络相比，深层网络含有多个隐藏层结构，具有更强的表达力。理论上，仅有单个隐藏层的神经网络即可拟合任何函数，但是它需要大量的神经元。深层网络通过增加隐藏层的数量只需使用少量的神经元就能拟合得到相同的函数。也就是说，深层网络通过增加网络的深度(隐藏层数量)减少神经元的数量。

### 6.1.1 神经元

人工神经网络简称神经网络[1]，是由大量神经元相互连接，通过模拟人类大脑神经处理信息的方法，进行信息并行处理和非线性转换的复杂网络系统。神经元是组成神经网络的基本单元。神经元是一个包含输入、计算功能和输出的模型。图 6-1 所示为典型的神经元模型。该模型包含一组输入节点和权重、一个激活函数和一个输出节点。假设神经元的输入向量为 $x$、权重为 $w$、激活函数为 $f$，则神经元模型的输出为

$$y=f\left(w\cdot x+w_0\right) \qquad (6\text{-}1)$$

其中，$w_0$ 称为偏置项，常用字母 $b$ 表示。

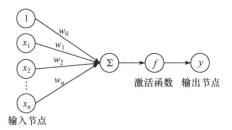

图 6-1　典型的神经元模型

神经元模型的激活函数和权值向量将输入映射到一个标量输出值。输出的取值范围可通过选择不同的激活函数来确定。通过对权值向量的训练学习，可以使神经元模型的输出趋向于期望值。

常用的激活函数 $f$ 有阶跃函数、Sigmoid 函数、Tanh 函数和 ReLu 函数等。阶跃函数的定义为

$$f(x)=\begin{cases}1, & x>0\\0, & \text{其他}\end{cases} \qquad (6\text{-}2)$$

此时神经元模型为一个二分类模型，也称感知器。Sigmoid 函数的定义为

$$\mathrm{Sigmoid}(x)=\frac{1}{1+\mathrm{e}^{-x}} \qquad (6\text{-}3)$$

令 $y=\mathrm{Sigmoid}(x)$，则 Sigmoid 函数的导数 $y'$ 为

$$y'=y(1-y) \qquad (6\text{-}4)$$

Sigmoid 函数具有平滑、易求导的优点，但其计算量较大(正向计算和反向求导均包含幂运算和除法)。导数取值范围为[0, 0.25]，易造成神经网

络反向传播时梯度消失的现象，且其输出是非 0 均值，随着网络的加深，会改变数据的原始分布。

Tanh 函数的定义为

$$\text{Tanh}(x) = \frac{e^x - e^{-x}}{e^x + e^{-x}} \tag{6-5}$$

Tanh 函数为双曲正切函数，其输出范围为(-1, 1)，可看作是 Sigmoid 向下平移和拉伸后的结果。令 $y = \text{Tanh}(x)$，则 Tanh 函数的导数 $y'$ 为

$$y' = 1 - y^2 \tag{6-6}$$

与 Sigmoid 函数相比，Tanh 函数解决了输出非 0 均值问题，但仍需进行幂运算，计算量较大；导数范围为[0, 1]，梯度消失问题会得到缓解，但仍然存在。

ReLu 函数的定义为

$$\text{ReLu}(x) = \max(0, x) \tag{6-7}$$

相比 Sigmoid 函数和 Tanh 函数，ReLu 函数无需复杂的计算，可以提高运算速度，解决梯度消失问题，收敛速度快于 Sigmoid 和 Tanh 函数。当输入 $x>0$ 时，ReLu 函数的导数为常数 1，不会出现梯度消失，但梯度下降的强度完全取决于权值的乘积，这样就可能出现梯度爆炸问题。当输入 $x<0$ 时，梯度为 0，模型会将输入为负的数据滤除，即将密集特征转化为稀疏特征，从而动态选择性激活部分神经元。ReLu 函数将 $x<0$ 部分的输出强制置为 0，可能导致模型无法学习到有效特征。如果学习率设置得过大，可能导致网络的部分神经元再也不被任何数据激活，称为神经元坏死。

### 6.1.2　前馈神经网络

神经网络可以简单地理解为按照一定规则连接起来的多个神经元。图 6-2 所示为典型的全连接神经网络结构。可以看出，神经元按层布局。输入层是网络最左边的层，负责接收输入数据并将其传递给其他层。输入层的节点数等于数据集中的属性(即特征变量个数)。输出层是网络最右边

的层。输出层的节点数等于需要分类的类别。隐藏层是输入层和输出层之间的层，包含大量的神经元。图 6-2 所示的全连接神经网络具有以下规则。

(1) 同一层的神经元之间没有连接。

(2) 第 $N$ 层的每个神经元和第 $N{-}1$ 层的所有神经元相连。第 $N{-}1$ 层神经元的输出是第 $N$ 层神经元的输入。

(3) 每个连接都有一个权值。

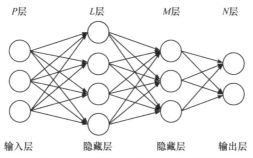

图 6-2　典型的全连接神经网络结构

神经网络模型运行时，输入向量从最左侧的输入层开始，采用式(6-1)逐层计算神经元节点输出，并最终传递到输出层，取输出值最高的神经元节点作为运行结果。由于这个过程中数据的流向是从输入层开始逐层向后传播，因此称为前馈传播[2]。

### 6.1.3　反向传播算法

在设计一个神经网络模型时，我们首先需要指定网络的连接方式、网络的层数，以及每层的节点数。这些人为设置的参数称为超参数，决定神经网络模型的结构。神经网络的模型结构确定后，对于给定的输入向量，其输出可通过网络连接的权重来调节。这些权重称为神经网络模型的参数。神经网络模型的参数可通过反向传播算法[3]训练得到。

利用前馈传播可以得到神经网络模型的预测值(即输出)，将预测值与真实值(即期望输出)进行比较并计算误差，利用梯度下降法从输出层开始逐层更新权值参数。上述流程即误差反向传播算法。

损失函数是度量神经网络模型预测结果与真实结果误差的函数。误差

平方和是最常用的损失函数，即

$$E_d = \frac{1}{2} \sum_{n \in N} (t_n - y_n)^2 \tag{6-8}$$

其中，$t_n$ 与 $y_n$ 为输出层节点 $n$ 的预测值和真实值；$E_d$ 为样本 $d$ 的误差。

梯度下降法通过在损失函数梯度的相反方向按照一定的步长(即学习率)更新权重使损失函数达到极小值。对于图 6-2 所示的神经网络模型，反向传播算法首先计算输出层 $N$ 和隐藏层 $M$ 连接的权重更新(即梯度)，即

$$\frac{\partial E_d}{\partial w_{nm}} = \frac{\partial E_d}{\partial I_n} \frac{\partial I_n}{\partial w_{nm}} \tag{6-9}$$

其中，$w_{nm}$ 为 $N$ 层节点 $n$ 与 $M$ 层节点 $m$ 间的连接权重；$I_n$ 为 $N$ 层节点 $n$ 的输入，其值由 $M$ 层节点的输出 $O_m$ 计算得到，即

$$I_n = \sum_{m \in M} w_{nm} O_m \tag{6-10}$$

因此

$$\begin{aligned} \frac{\partial I_n}{\partial w_{nm}} &= \frac{\partial}{\partial w_{nm}} \sum_{m \in M} w_{nm} O_m \\ &= O_m \end{aligned} \tag{6-11}$$

使用链式法则，有

$$\frac{\partial E_d}{\partial I_n} = \frac{\partial E_d}{\partial y_n} \frac{\partial y_n}{\partial I_n} \tag{6-12}$$

其中

$$\begin{aligned} \frac{\partial E_d}{\partial y_n} &= \frac{1}{2} \frac{\partial}{\partial y_n} \sum_{n \in N} (t_n - y_n)^2 \\ &= -(t_n - y_n) \end{aligned} \tag{6-13}$$

$$\begin{aligned} \frac{\partial y_n}{\partial I_n} &= \frac{\partial}{\partial I_n} f(I_n) \\ &= f'(I_n) \end{aligned} \tag{6-14}$$

将式(6-13)和式(6-14)代入式(6-12)中，有

$$\frac{\partial E_d}{\partial I_n} = -(t_n - y_n) f'(I_n) \tag{6-15}$$

将式(6-11)和式(6-15)代入式(6-9)中，有

$$\frac{\partial E_d}{\partial w_{nm}} = -(t_n - y_n) f'(I_n) O_m \tag{6-16}$$

令 $\delta_n = -\dfrac{\partial E_d}{\partial I_n}$，即网络误差对节点输入的偏导数的相反数，称为节点 $n$ 的误差项。代入式(6-15)，可得

$$\delta_n = (t_n - y_n) f'(I_n) \tag{6-17}$$

则式(6-16)可写为

$$\frac{\partial E_d}{\partial w_{nm}} = -\delta_n O_m \tag{6-18}$$

因此，输出层节点的权重梯度可由输出层节点的误差项与前一隐藏层的输出计算得到。对于 $M$ 层的隐藏层，其节点 $m$ 的权重梯度为

$$\frac{\partial E_d}{\partial w_{ml}} = \frac{\partial E_d}{\partial I_m} \frac{\partial I_m}{\partial w_{ml}} \tag{6-19}$$

其中

$$\begin{aligned} \frac{\partial E_d}{\partial I_m} &= \frac{\partial E_d}{\partial O_m} \frac{\partial O_m}{\partial I_m} \\ &= \sum_{n \in \text{Output}} \frac{\partial E_d}{\partial I_n} \frac{\partial I_n}{\partial O_m} \frac{\partial O_m}{\partial I_m} \end{aligned} \tag{6-20}$$

$$\frac{\partial I_m}{\partial w_{ml}} = O_l \tag{6-21}$$

式中

$$\frac{\partial I_n}{\partial O_m} = \frac{\partial}{\partial O_m} \sum_{m \in M} w_{nm} O_m = w_{nm} \tag{6-22}$$

$$\frac{\partial O_m}{\partial I_m} = f'(I_m) \tag{6-23}$$

将式(6-15)、式(6-22)和式(6-23)代入式(6-20)，可得

$$\frac{\partial E_d}{\partial I_m} = f'(I_m) \sum_{n \in N} -(t_n - y_n) f'(I_n) w_{nm} \tag{6-24}$$

与式(6-17)类似，令节点 $m$ 的误差项 $\delta_m = -\dfrac{\partial E_d}{\partial I_m}$，代入式(6-24)可得

$$\delta_m = f'(I_m)\sum_{n\in N}\delta_n w_{nm} \tag{6-25}$$

代入式(6-19)可得 $M$ 层的节点 $m$ 的权重梯度，即

$$\frac{\partial E_d}{\partial w_{ml}} = -\delta_m O_l \tag{6-26}$$

类似地，利用链式法则可推导得到 $L$ 层节点 $l$ 的权重梯度，即

$$\frac{\partial E_d}{\partial w_{lp}} = -\delta_l O_p \tag{6-27}$$

其中，$O_p$ 为输入层节点 $p$ 的输入；$\delta_l$ 为节点 $l$ 的误差项，即

$$\delta_l = f'(I_l)\sum_{m\in M}\delta_m w_{ml} \tag{6-28}$$

从式(6-18)、式(6-26)和式(6-27)可以看出，输出层和隐藏层节点权重的梯度具有相同的形式，区别在于误差项的计算方法。输出层因没有下一层，误差项可直接由模型误差计算得到。对于隐藏层，其误差项依赖与之相连的下一层所有节点的误差项。因此，为了计算一个节点的误差项，需要先计算每个与之相连的下一层节点的误差项。这就要求误差项的计算顺序必须是从输出层开始，然后反向依次计算每个隐藏层的误差项，直到与输入层相连的那个隐藏层。这就是反向传播算法的含义。

得到每个连接的权重 $w$ 的梯度 $\dfrac{\partial E_d}{\partial w}$ 后，可使用梯度下降法对权重进行优化，即

$$w = w - \eta\frac{\partial E_d}{\partial w} \tag{6-29}$$

其中，$\eta$ 为学习率。

### 6.1.4 传统神经网络存在的问题

传统全连接神经网络存在以下问题，不适合图像处理任务。

(1) 参数数量太多。对于百万像素的单通道输入图像(输入层 100 万个

节点)，假设第一隐藏层的节点数为 100，仅这一层就有上亿节点。

(2) 未利用像素的空间信息。对于图像识别等任务，每个像素与其周围像素具有紧密的联系，而与其相距较远像素的联系可能很小。如果一个神经元和上一层所有神经元相连，就相当于把图像的所有像素都等同看待。当完成每个连接权重的学习之后，有大量权重的值可能都是很小的(连接无关紧要)。这样的网络学习效率较低。

(3) 网络层数限制。神经网络层数越多其表达能力越强，但是全连接神经网络的梯度反向传播很难传递超过 3 层，通过梯度下降方法训练深度全连接神经网络会很困难。因此，我们不可能得到一个很深的全连接神经网络，会限制它的能力。

## 6.2 卷积神经网络

### 6.2.1 卷积神经网络的结构

CNN[4, 5]是一种深度神经网络。典型的 CNN 结构示意图如图 6-3 所示。一个 CNN 由若干个卷积层、池化层和全连接层组成。CNN 全连接层与全连接神经网络一样，不同的是增加的卷积层和池化层。

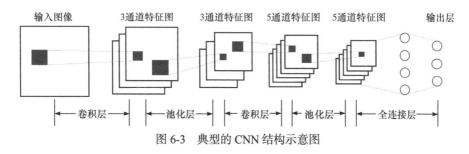

图 6-3 典型的 CNN 结构示意图

与全连接神经网络不同，CNN 卷积层的输入输出不再是一维的向量，而是单通道或多通道的二维图像。这些图像被称为特征图。卷积层的每个输出特征图对应一个卷积核(也称为滤波器)。因此，卷积层卷积核的个数决定其输出层的深度，在进行 CNN 结构设计时，每个卷积层的卷积核个数也是一个超参数，需要人为指定。卷积层进行运算时，每个卷积核将与每个输入特征图进行卷积。卷积的结果平均之后经过一个激活函数即可得到一个新的输出特征图。由于同一个输出特征图与不同的输入特征图共用同一个卷积核，称为权值共享。同时，在卷积运算决定卷积层的输出特征图时，每个像素由输入特征图的一个局部区域计算。这块局部区域称为感受野[6]。感受野的大小取决于卷积核的大小。

卷积层输出特征图的大小除了受输入特征图大小影响，还取决于卷积核大小、卷积操作的步幅，以及卷积操作过程中边界零填充的数量。其中，卷积操作的步幅是卷积核在输入特征图上移动的步长；边界零填充是指在输入特征图边界周围填充 0。设输入特征图的宽和高分别为 $W_1$ 和 $H_1$，卷积核宽度为 $F$，卷积步幅为 $S$，零填充的数量为 $P$，则输出特征图的宽 $W_2$ 和高 $H_2$ 为

$$
W_2 = \frac{W_1 - F + 2P}{S} + 1
$$
$$
H_2 = \frac{H_1 - F + 2P}{S} + 1
$$

(6-30)

池化层的作用主要是下采样，目的是降低特征图的分辨率。使用池化层对特征图下采样可以显著增大输出特征图上每一点对应的感受野大小，同时滤除特征图中的一些不重要的空间信息，以减少网络过拟合的风险。池化操作作用于输入特征图中不重合的区域，从中提取统计信息，可对模型的大小进行缩减，进而提高所提取特征的全局性，并加快模型的训练。

池化层可看作一种特殊的卷积层。与卷积不同的是，池化操作对单个特征图分别进行处理可以得到一个新的特征图(即池化层的输入特征图与输出特征图通道数相同)。同时，该层没有需要学习的参数，也没有激活函数，仅是对输入特征图属性的提取。目前广泛使用的池化操作主要有平均池化和最大池化两种。最大池化是两者中使用最多的一个操作，其效果一般要优于平均池化。当使用最大池化层时，采用输入区域的最大值，而当使用平均池化时，采用输入区域的平均值。根据 Boureau 理论[7]可以得出结论，在进行特征提取的过程中，均值池化可以减少邻域大小受限造成的

估计值方差，但更多保留的是图像背景信息。最大值池化能减少卷积层参数误差造成估计均值误差的偏移，能更多地保留纹理信息。

### 6.2.2　卷积神经网络的训练

与全连接神经网络相比，CNN 的训练过程更加复杂，但基本原理是一样的，即利用链式法则求取损失函数对每个权重的偏导数，然后使用梯度下降法更新权重。CNN 的训练仍然采用反向传播算法。由于涉及局部连接、下采样等操作，因此影响误差项的计算，而权值共享影响权重梯度的计算。下面分别介绍卷积层和池化层的训练算法。

#### 1. 卷积层训练

卷积操作是一种有平移不变性的线性运算。设 $a_i^l$ 表示第 $l$ 层的第 $i$ 个特征图，$a_j^{l-1}$ 表示其前一层的第 $j$ 个特征图，则卷积层前向操作可表示为

$$a_i^l = f\left(\sum_j a_j^{l-1} * w_{ji}^l + b_i^l\right) \tag{6-31}$$

其中，$w_{ji}^l$ 和 $b_i^l$ 为连接 $l-1$ 层和 $l$ 层的权重(即卷积核)和偏置项；*表示卷积操作；$f$ 为激活函数。

令 $E_d$ 为误差损失函数，$\delta_i^l$ 为第 $l$ 层第 $i$ 个特征图的误差项，即 $\delta_i^l = -\dfrac{\partial E_d}{\partial z_i^l}$，则利用反向传播算法有

$$\begin{aligned}
\delta^{l-1} &= -\left(\frac{\partial a^l}{\partial z^{l-1}}\right)^{\mathrm{T}} \delta^l \\
&= -\delta^l * R\left(w^l\right) \odot f'\left(z^{l-1}\right)
\end{aligned} \tag{6-32}$$

其中，$z^l = \sum_j a_j^{l-1} * w_j^l + b^l$；$R(w)$ 表示将矩阵 $w$ 旋转 $180°$；$\odot$ 表示两个矩阵对应元素相乘。

卷积核与偏置的梯度为

$$\frac{\partial E_d}{\partial w_{st}^l} = \sum_u \sum_v \left(\delta_i^l\right)_{u,v} \left(a_j^{l-1}\right)_{u+r,v+s} \tag{6-33}$$

$$\frac{\partial E_d}{\partial b_i^l} = \sum_u \sum_v \left( \delta_j^l \right)_{u,v} \tag{6-34}$$

其中，$s$ 和 $t$ 为卷积核下标；$u$ 和 $v$ 为 $l$ 层特征图下标。

### 2. 池化层训练

池化层是无参数层，也没有激活函数。在 CNN 训练中，池化层仅需将误差项传递到上一层，而没有梯度的计算和参数的更新。卷积层前向操作可表示为

$$a_i^l = \text{pool}\left( a_i^{l-1} \right) \tag{6-35}$$

当其反向传播时，有

$$
\begin{aligned}
\delta_i^{l-1} &= -\left( \frac{\partial a_i^l}{\partial z_i^{l-1}} \right)^{\text{T}} \delta_i^l \\
&= -\text{upsample}\left( \delta_i^l \right) \odot f'\left( z_i^{l-1} \right)
\end{aligned}
\tag{6-36}
$$

其中，upsample($\cdot$)是与池化 pool($\cdot$)操作相反的上采样。

对于最大池化，反向传播直接把误差项传给前一层的某一个像素，前一层池化区域的其他像素为 0；对于均值池化，反向传播时将误差项均分为 $n$ 份分配到池化区域的各个像素。这样就保证了池化前后的误差之和保持不变。

### 6.2.3　经典的深度卷积神经网络

#### 1. LeNet-5

LeNet-5[8]由 LeCun 于 1998 年提出，主要用于手写字符的识别与分类。LeNet-5 网络结构如图 6-4 所示。该网络除输入层外一共有 7 层，即 3 个卷积层(C1、C3、C5)、2 个下采样层(S2、S4)、1 个全连接层(F6)和 1 个输出层。每层有多个特征图。

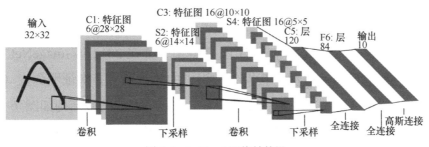

图 6-4　LeNet-5 网络结构[5]

C1 卷积层对输入图像进行第一次卷积运算的 6 个特征图。卷积核大小为 5×5，共有 6×(5×5+1)=156 个参数，有 156×28×28=122304 个连接。可以看到，CNN 通过权重共享，只需要学习 156 个参数实现 122304 个连接。S2 池化层池化操作大小为 2×2，连接数有(2×2+1)×1×14×14×6 = 5880 个。如果采用最大或平均池化，则没有需要训练的参数。C2 卷积层输入是 6 个特征图，输出是 16 个特征图，卷积核大小为 5×5。LeNet-5 网络中 C2 卷积层输入输出特征图构建方式如图 6-5 所示。该层通过对输入的 6 个特征图进行特殊组合计算得到 16 个特征图。其中前 6 个特征图以 S2 中 3 个相邻的特征图子集为输入；接下来 6 个特征图以 S2 中 4 个相邻特征图子集为输入；随后的 3 个特征图以不相邻的 4 个特征图子集为输入；最后一个将 S2 中所有特征图为输入。C3 卷积层共有 1516 个训练参数。

|   | 0 | 1 | 2 | 3 | 4 | 5 | 6 | 7 | 8 | 9 | 10 | 11 | 12 | 13 | 14 | 15 |
|---|---|---|---|---|---|---|---|---|---|---|----|----|----|----|----|----|
| 0 | X |   |   |   | X | X | X |   |   | X | X  | X  | X  |    | X  | X  |
| 1 | X | X |   |   |   | X | X | X |   |   | X  | X  | X  | X  |    | X  |
| 2 | X | X | X |   |   |   | X | X | X |   |    | X  |    | X  | X  | X  |
| 3 |   | X | X | X |   |   | X | X | X | X |    |    | X  |    | X  | X  |
| 4 |   |   | X | X | X |   |   | X | X | X | X  |    | X  | X  |    | X  |
| 5 |   |   |   | X | X | X |   |   | X | X | X  | X  |    | X  | X  | X  |

图 6-5　LeNet-5 网络中 C2 卷积层输入输出特征图构建方式[8]

S4 池化层与 S2 池化层相似，有 1280 个连接。C5 卷积层与 S4 层的所有特征图做全连接，卷积核大小为 5×5，卷积后形成 120 个 1×1 的特征图。C5 卷积层共有(5×5×16+1)×120 = 48120 个参数需要训练。F6 全连接层包含 84 个节点，输入是上一层 C5 的 120 维向量，共有 84×(120+1)=10164 个参数需要训练。输出层也是一个全连接层，共有 10 个节点，分别代表 0 到 9。输出层采用径向基函数的连接方式，共有 840 个参数需要训练。

2. AlexNet

AlexNet[9]由 Krizhevsky 于 2012 年提出，并在 2012 年 ImageNet 数据集大规模视觉识别挑战赛中获得分类识别的第一名，首次证明深度 CNN学习到的特征可以超越手工设计的特征。AlexNet 的网络结构如图 6-6 所示，是一个 8 层的结构(包括重叠池化、局部响应归一化和 dropout 层)，由5 层卷积层和 3 层全连接层组成。

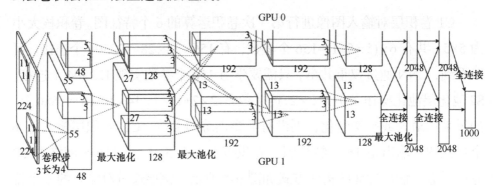

图 6-6　AlexNet 网络结构[9]

AlexNet 网络第一卷积层使用大的卷积核，大小为 $11 \times 11$，步长为 4，第二卷积层使用 $5 \times 5$ 的卷积核，步长为 1，剩余卷积层都是 $3 \times 3$ 的大小，步长为 1。激活函数使用 ReLu 函数，池化层使用重叠的最大池化，大小为 $3 \times 3$，步长为 2。该网络在 ImageNet 数据集上训练，数据集超过 22000个类，有 1500 万张以上标注过的图像。网络使用翻转、裁剪和颜色变化等大量的数据增强方法，并通过局部响应归一化和 dropout 层来防止网络过拟合，增强模型的泛化能力。由于 GPU 显存的限制，该网络使用两块GPU 并行加速计算来降低训练时间。

3. VGG 网络

VGG 网络[10]是牛津大学计算机视觉组提出的深度 CNN，取得了 2014年 ImageNet 数据集大规模视觉识别挑战赛定位项目第一名和分类项目第二名。该网络泛化性能较好，易迁移到其他图像识别项目上，可以下载VGG 网络训练好的参数作为网络的初始化参数。很多 CNN 都以该网络为基础，如全卷积网络(fully convolution network，FCN)、UNet、SegNet 等。VGG 网络由卷积层模块后接全连接层模块组成。卷积层模块由若干个VGG 块串联而成，每个 VGG 块连续使用数个相同的填充为 1、窗口形状为 3×3 的卷积层后接一个步幅为 2、窗口形状为 2×2 的最大池化层。在VGG 块中，卷积层保持输入维度不变，而池化层则对其减半。VGG 网络可以有很多个版本，常用的是 VGG16、VGG19 网络。

图 6-7 所示为深度为 11 层、13 层、16 层和 19 层的 VGG 网络结构。VGG 网络结构比较简洁，整个网络都使用 3×3 的卷积核和 2×2 的最大池化，卷积层之后使用 ReLu 激活函数。与 AlexNet 相比，VGG 网络更深，参数空间更大，训练所需的时间更长。

| ConvNet 结构 | | | | | |
|---|---|---|---|---|---|
| A | A-LRN | B | C | D | E |
| 11 权重层 | 11 权重层 | 13 权重层 | 16 权重层 | 16 权重层 | 19 权重层 |
| 输入(224×224 RGB 图像) | | | | | |
| conv3-64 | conv3-64 LRN | conv3-64 conv3-64 | conv3-64 conv3-64 | conv3-64 conv3-64 | conv3-64 conv3-64 |
| 最大池化 | | | | | |
| conv3-128 | conv3-128 | conv3-128 conv3-128 | conv3-128 conv3-128 | conv3-128 conv3-128 | conv3-128 conv3-128 |
| 最大池化 | | | | | |
| conv3-256 conv3-256 | conv3-256 conv3-256 | conv3-256 conv3-256 | conv3-256 conv3-256 conv1-256 | conv3-256 conv3-256 conv3-256 | conv3-256 conv3-256 conv3-256 conv3-256 |
| 最大池化 | | | | | |
| conv3-512 conv3-512 | conv3-512 conv3-512 | conv3-512 conv3-512 | conv3-512 conv3-512 conv1-512 | conv3-512 conv3-512 conv3-512 | conv3-512 conv3-512 conv3-512 conv3-512 |
| 最大池化 | | | | | |
| conv3-512 conv3-512 | conv3-512 conv3-512 | conv3-512 conv3-512 | conv3-512 conv3-512 conv1-512 | conv3-512 conv3-512 conv3-512 | conv3-512 conv3-512 conv3-512 conv3-512 |
| 最大池化 | | | | | |
| FC-4096 | | | | | |
| FC-4096 | | | | | |
| FC-1000 | | | | | |
| soft-max激活函数 | | | | | |

图 6-7　深度为 11 层、13 层、16 层和 19 层的 VGG 网络结构[10]

### 4. ResNet

ResNet(残差神经网络)[11]由微软研究院的何凯明等于 2015 年提出，成功训练了 152 层深的 CNN，效果非常突出，而且容易结合到其他网络结构中。它在 2015 年的 ImageNet 图像识别挑战赛中夺魁，并深刻影响了后来的深度神经网络的设计。

一般来说，CNN 越深，模型的表达力越强。然而，实验表明，当网络达到一定深度时，测试数据和训练数据的准确率反而降低了。这是由于网络的加深会造成梯度爆炸和梯度消失的问题。这种现象可通过对输入数据和中间层的数据进行归一化操作来解决。归一化操作可以保证网络在反向传播中采用随机梯度下降，从而让网络达到收敛。但是，这一方法仅对几十层的网络有用，当网络更深时其作用很小。

当 CNN 达到一定深度时，浅层网络能够达到比深层网络更好的训练效果，这时如果我们把低层的特征传到高层，那么效果应该至少不比浅层的网络效果差。残差神经网络正是采用这种基于直接映射来连接网络不同层直接的思想。残差网络由一系列的残差块组成。典型的残差块结构如图 6-8 所示。一个残差块可以表示为

$$x_{l+1} = x_l + F(x_l, w_l) \tag{6-37}$$

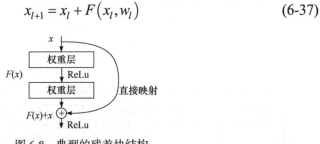

图 6-8　典型的残差块结构

(⊕表示按位加操作)

残差块分直接映射和残差两部分。其中，$x_l$ 是直接映射，$F(x_l, w_l)$ 是残差部分。残差部分一般由两个或者三个卷积操作构成。通过不断堆叠这个残差块，就可以得到最终的 ResNet 模型。理论上，它可以无限堆叠而不改变网络的性能。图 6-9 所示为典型的残差网络结构。其中，18 层、34 层、50 层、101 层和 152 层对应的浮点运算数(floating points of operations, FLOPs)分别为 $1.8 \times 10^9$、$3.6 \times 10^9$、$3.8 \times 10^9$、$7.6 \times 10^9$ 和 $11.3 \times 10^9$。

| 层名称 | 输出尺寸 | 18层 | 34层 | 50层 | 101层 | 152层 |
|---|---|---|---|---|---|---|
| conv1 | 112×112 | 7×7, 64, 步长 2 | | | | |
| conv2_x | 56×56 | $\begin{bmatrix}3×3,64\\3×3,64\end{bmatrix}×2$ | $\begin{bmatrix}3×3,64\\3×3,64\end{bmatrix}×3$ | $\begin{bmatrix}1×1,64\\3×3,64\\1×1,256\end{bmatrix}×3$ | $\begin{bmatrix}1×1,64\\3×3,64\\1×1,256\end{bmatrix}×3$ | $\begin{bmatrix}1×1,64\\3×3,64\\1×1,256\end{bmatrix}×3$ |
| conv3_x | 28×28 | $\begin{bmatrix}3×3,128\\3×3,128\end{bmatrix}×2$ | $\begin{bmatrix}3×3,128\\3×3,128\end{bmatrix}×4$ | $\begin{bmatrix}1×1,128\\3×3,128\\1×1,512\end{bmatrix}×4$ | $\begin{bmatrix}1×1,128\\3×3,128\\1×1,512\end{bmatrix}×4$ | $\begin{bmatrix}1×1,128\\3×3,128\\1×1,512\end{bmatrix}×8$ |
| conv4_x | 14×14 | $\begin{bmatrix}3×3,256\\3×3,256\end{bmatrix}×2$ | $\begin{bmatrix}3×3,256\\3×3,256\end{bmatrix}×6$ | $\begin{bmatrix}1×1,256\\3×3,256\\1×1,1024\end{bmatrix}×6$ | $\begin{bmatrix}1×1,256\\3×3,256\\1×1,1024\end{bmatrix}×23$ | $\begin{bmatrix}1×1,256\\3×3,256\\1×1,1024\end{bmatrix}×36$ |
| conv5_x | 7×7 | $\begin{bmatrix}3×3,512\\3×3,512\end{bmatrix}×2$ | $\begin{bmatrix}3×3,512\\3×3,512\end{bmatrix}×3$ | $\begin{bmatrix}1×1,512\\3×3,512\\1×1,2048\end{bmatrix}×3$ | $\begin{bmatrix}1×1,512\\3×3,512\\1×1,2048\end{bmatrix}×3$ | $\begin{bmatrix}1×1,512\\3×3,512\\1×1,2048\end{bmatrix}×3$ |
| output | 1×1 | 平均池化, 1000维全连接层, softmax激活函数 | | | | |

图 6-9 典型的残差网络结构[11]

(方括号表示 1 个残差块；最大池化在 conv2_1 之前执行，尺寸为 3×3,步长为 2；通过 conv3_1、conv4_1 和 conv5_1
执行向下采样，步长为 2)

### 6.2.4 用于图像语义分割的卷积神经网络

#### 1. 全卷积神经网络

前面介绍的 CNN 模型在卷积层之后会接上若干个全连接层，将卷积层产生的特征图映射成一个固定长度的特征向量。这类网络最后的输出向量表示输入图像属于每一类的概率，适用于处理图像级的分类和回归任务。FCN[12]由 Long 等于 2015 年提出。FCN 可以接受任意尺寸的输入图像，采用反卷积层对最后一个卷积层的特征图进行上采样，使它恢复到输入图像相同的尺寸，因此可以对每个像素都产生一个预测，同时保留原始输入图像中的空间信息。最后，FCN 在上采样的特征图上进行逐像素分类，解决语义级别的图像分割问题。

传统的基于 CNN 的分割方法为了对一个像素分类，需使用该像素周围的一个图像块作为 CNN 的输入用于训练和预测。这种方法有以下几个缺点。一是，存储开销很大。给定每个像素使用的图像块大小后，需要不断滑动窗口，每次滑动的窗口用 CNN 进行判别分类。因此，CNN 所需的存储空间根据滑动窗口的次数和大小急剧上升。二是，计算效率低。相邻的像素块基本上是重复的，对每个像素块逐个计算卷积，这种计算也有很大程度的重复。三是，像素块的大小限制了感知区域的大小。通常像素块的大小比整幅图像的小很多，只能提取一些局部的特征，导致分类的性能受到限制。FCN 与 CNN 最大的区别在于将 CNN 最后的全连接层换成了卷积层，输出是一张与输入具有相同尺寸且已标记了标签的图像。图 6-10 所示为 FCN 结构与 CNN 分类网络的区别示意图。上方用于分类的 CNN 通过最后三层全连接层，将神经元连接到类别数上。下方的 FCN 将最后三层全连接层全部替换为卷积层。假设总共有 $N$ 个类别，全连接层最后输出向量的维度为 $N$，可以理解为 $1 \times 1 \times N$，其中 $1 \times 1$ 不能体现空间位置信息。换为卷积层后，假设最后的输出维度为 $S \times T \times N$，那么 $S \times T$ 能保留一部分的空间信息。可以理解为 CNN 原本只能输出一个类别，但是全连接层替换为卷积层后的 CNN 可以输出 $S \times T$ 个类别，并且包含一定的空间信息。

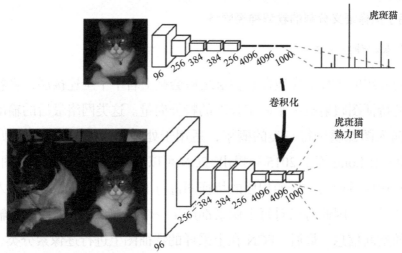

图 6-10　FCN 结构与 CNN 分类网络的区别示意图[12]

　　FCN 整体网络结构包括全卷积和反卷积两个部分。全卷积部分借用一些经典的 CNN 网络，并把最后的全连接层换成卷积，用于提取特征。反卷积部分将小尺寸的特征图上采样得到原尺寸的语义分割图像。将小尺寸图像映射到大尺寸图像的操作称作上采样。常见的方法有双线性插值、反卷积和反池化。其中，反卷积也称转置卷积。其并不是正向卷积的逆过程，而是一种特殊的正向卷积，即先按照一定的比例对输入图像补 0 来扩大输入图像尺寸，然后旋转卷积核并进行正向卷积。

　　FCN 的另一特点是跳级结构。如果直接利用反卷积操作对最后一层的特征图进行上采样得到输入图像，由于最后一层的特征图太小，将损失很多细节。因此，FCN 提出增加跳级结构将最后一层的预测(含较多的全局信息)和更浅层(有较多的局部细节)的预测结合起来。这样进行分割可以同时兼顾图像的全局与局部特征。图 6-11 所示为 FCN 跳级结构示意图。将最后的 pool5 层进行 32 倍上采样得到的原尺寸图像预测被称为 FCN-32s。将 pool5 层进行 2 倍上采样，并与 pool4 层融合后再进行上采样和预测被称为 FCN-16s。将 pool5 层进行 2 倍上采样，与 pool4 层融合后进行 2 倍上采样，并与 pool3 层进行融合进行上采样和预测被称为 FCN-8s。

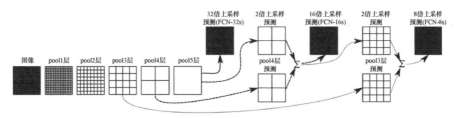

图 6-11　FCN 跳级结构示意图[12]

FCN 仍有一些缺点，比如得到的分割结果还不够精细。FCN-8s 的分割效果虽然比 FCN-32s 的好很多，但上采样的结果还是比较模糊，对图像中的细节不敏感。同时，由于 FCN 是对各个像素进行分类，没有充分考虑像素之间的相互关系，分割结果缺乏空间一致性。

2. Unet 与 3D-Unet

Unet[13]建立在 FCN 的网络架构上，经过修改并扩大网络框架，能够使用很少的训练图像就得到精确的分割结果。UNet 是一种采用编码-解码结构的深度学习网络，在医学图像分割中有广泛的应用。Unet 的结构示意图如图 6-12 所示。由于网络结果像 U 形，因此称为 Unet 网络。图 6-12 中，3×3 的卷积操作步长是 1，不进行补 0 操作。因此，每个卷积操作后，特征图的大小会减小 2。2×2 的最大值池化操作不补 0。如果池化操作前特征图的大小是奇数，池化操作会损失一些特征。因此，要选取合适的图像输入大小。输出的最后一层使用 1×1 的卷积层做分类，输出包含前景和背景的二值图像。Unet 编码部分共进行 4 次下采样，共下采样 16 倍。与

之对称的解码部分也进行 4 次上采样，将编码得到的高级语义特征图恢复
到原图片的分辨率。

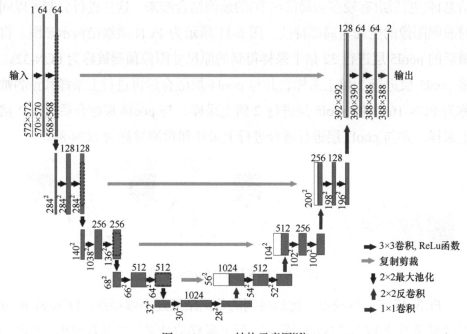

图 6-12　Unet 结构示意图[13]

　　FCN 在融合不同层的特征时采用特征图对应点相加的方式，融合后特
征图的通道数并不增加。Unet 采用拼接的方式融合不同层的特征，将不同
层的特征在通道维度进行拼接，形成更厚的特征。这就保证了高级语义特
征和低级特征被完整地保留了下来。

　　Unet 以加权的交叉熵函数为损失函数，即

$$E = \sum_{x \in \Omega} w(x) \log\big(p_{l(x)}(x)\big) \tag{6-38}$$

其中，$x$ 为像素点；$l(x)$ 为点 $x$ 对应的类别标签；$p_{l(x)}(x)$ 为点 $x$ 的输出对应
$l(x)$ 类的 soft-max 激活值，即

$$p_k(x) = \frac{\exp\big(a_k(x)\big)}{\sum_{k'=1,2,\cdots,K} \exp\big(a_{k'}(x)\big)} \tag{6-39}$$

其中，$a_k(x)$ 为特征通道 $k$ 中点 $x$ 的激活值；$K$ 为类别数(输出特征层的通道数)。

式(6-38)中的权重 $w(x)$ 主要用于调整图像中某个区域的重要程度，可根据应用需求进行设计或调整。

临床的 CT、磁共振成像(magnetic resonance imaging，MRI)等图像都是由多张切片构成的一整张三维图像。如果用二维的方法一张张切片地去处理三维图像，由于缺失了切片间像素的空间等特征，可能难以得到理想的结果。为了解决三维医学图像分割问题，人们在 Unet 基础上提出 3D-Unet，直接对三维的图像块进行分割。

3D-Unet 的结构示意图如图 6-13 所示。其整体与二维结构的 Unet 基本一致，不同的是将全部二维操作换成了三维操作。对于三维体图像，不需要单张切片地处理，可以将整个三维图像块输入模型。在 3D-Unet 中，每一层神经网络包含两个 $3 \times 3 \times 3$ 的卷积，下采样采用大小为 $2 \times 2 \times 2$ 的最大值池化，步长为 2；上采样采用大小为 $2 \times 2 \times 2$ 的反卷积，步长为 2。

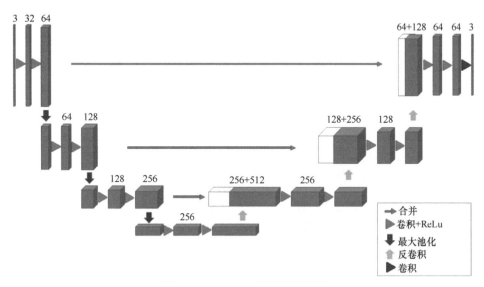

图 6-13　3D-Unet 结构示意图[14]

3. Vnet

Vnet[15]也是在 Unet 基础上演变来的，用于处理三维医学图像。Vnet

与 Unet 相比，网络结构有较大变化，并且采用 Resnet 的残差连接。Vnet 结构示意图如图 6-14 所示。网络的左侧也是编码提取特征的过程。与 Unet 每个阶段均使用 3 次卷积操作不同，Vnet 每个阶段有 1～3 次卷积操作。第 1 阶段有 2 次卷积、第 2 阶段有 3 次卷积、第 3～5 阶段有 4 次卷积。同时，每个阶段的输入将添加到其最后一个卷积层学习残差。Vnet 个阶段非最后一层卷积运算使用的卷积核大小为 5×5×5，步长为 1。最后一层卷积运算使用的卷积核大小为 2×2×2，步长为 2，因此所得特征图的分辨率减半，相当于池化操作。Vnet 的右侧与左侧对称，是解码扩充特征图分辨率的过程。每一阶段的卷积操作与左侧的相同，上采样采用 2×2×2 的反卷积，步长为 1。与 Unet 类似，左侧阶段提取到的特征也被融合到右侧对应阶段的输入中。网络的最后一个卷积层的卷积核是 1×1×1 的大小，产生与输入体积相同大小的两个特征图输出，通过 soft-max 将体素转换为前景和背景区域的概率。

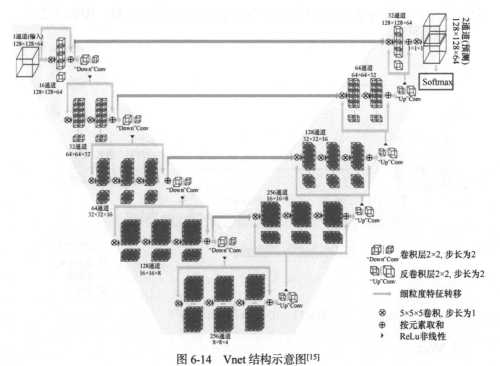

图 6-14　Vnet 结构示意图[15]

Vnet 的损失函数为 Dice 损失函数，即

$$D = \frac{2 \sum\limits_{i=1,2,\cdots,N} p_i g_i}{\sum\limits_{i=1,2,\cdots,N} p_i^2 + \sum\limits_{i=1,2,\cdots,N} g_i^2} \tag{6-40}$$

其中，$N$ 为图像体素的个数；$p_i \in P$ 为预测的二值图像；$g_i \in G$ 为真实的二值图像。

使用 Dice 损失函数，我们不需要为不同类别的样本分配权重，在前景体素和背景体素之间建立正确的平衡。Dice 损失函数的梯度为

$$\frac{\partial D}{\partial p_j} = 2 \frac{g_j \left( \sum\limits_{i=1,2,\cdots,N} p_i^2 + \sum\limits_{i=1,2,\cdots,N} g_i^2 \right) - 2 p_j \left( \sum\limits_{i=1,2,\cdots,N} p_i g_i \right)}{\left( \sum\limits_{i=1,2,\cdots,N} p_i^2 + \sum\limits_{i=1,2,\cdots,N} g_i^2 \right)^2} \tag{6-41}$$

## 6.3　基于深度学习的口腔 CT 图像牙齿分割方法

在口腔 CT 图像中，相邻切片间牙齿轮廓具有很好的连续性。为了将这一特点融入基于深度学习的牙齿分割架构中，需要对口腔 CT 图像在三维空间中进行分割。如果直接以整个口腔 CT 图像作为处理对象进行三维分割，计算量将非常大且图像中非牙齿区域可能给深度学习算法带来干扰。本书提出一种基于 Unet 与 Vnet 的口腔 CT 图像牙齿全自动分割方法。该方法分割流程示意图如图 6-15 所示。该方法首先利用 Unet 逐切片地对口腔 CT 图像进行分割，粗定位牙齿三维区域；然后在各牙齿局部的 VOI 对牙齿进行精确分割。首先对输入图像预处理，裁剪掉不包含牙齿及牙槽骨的区域，以提高后续深度学习网络的计算效率，然后利用 Unet 对裁剪后的 CT 图像进行逐切片分割，提取切片中所有的牙齿区域，最后利用连通域分析从分割出的牙齿区域中提取各独立牙齿的 VOI，从各牙齿的 VOI 中利用 Vnet 分割出三维牙齿。

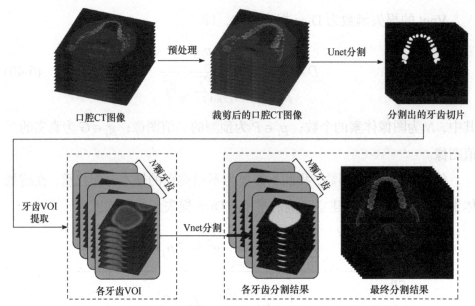

图 6-15  基于 Unet 与 Vnet 的口腔 CT 图像牙齿分割流程示意图

### 6.3.1  图像预处理

图像预处理主要是为了缩小原始口腔 CT 图像中牙齿的目标区域，减少后续牙齿分割的计算量。基于 Unet 与 Vnet 的牙齿分割方法图像预处理流程示意图如图 6-16 所示。首先，对三维的口腔 CT 图像采用最大灰度投影计算得到一张二维的最大灰度投影图。最大灰度投影图中牙齿及牙槽骨区域具有较大的灰度，且与非骨组织相比具有明显的灰度差异。然后，对最大灰度投影图进行二值化分割提取其中的骨组织。二值化分割可采用阈值分割实现。在二值化图像中，牙齿和牙槽骨区域的像素区域最大。对二值图像首先进行形态学的开操作，去除图像中可能的噪声，对图像进行连通域分析，提取面积最大的区域记为牙齿及牙槽骨区域。对牙齿及牙槽骨区域的边界向外进行适当扩张可得牙齿的目标区域(本书在提取的牙齿及牙槽骨区域边界的基础上向外扩张 10 个像素)。

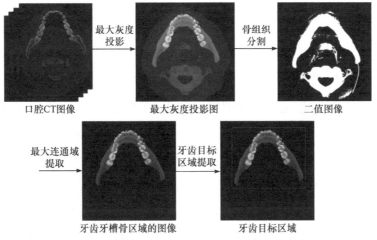

图 6-16　基于 Unet 与 Vnet 的牙齿分割方法图像预处理流程示意图

把每张口腔 CT 图像看成一个二维矩阵，则三维口腔 CT 图像构成三维矩阵，每个体素用$(i,j,k)$表示。最大灰度投影图中的每个像素$(i,j)$的灰度值等于体素$(i,j,k)$中的最大灰度值。设三维口腔 CT 图像堆中共 $T$ 张二维 CT 切片，切片的维数是 $M$ 行 $N$ 列，即$i \in M, j \in N, k \in T$，最大灰度图像的灰度值$f(i,j)$为

$$f(i,j) = \max\big(g(i,j,k)\big) \tag{6-42}$$

其中，$g(i,j,k)$为三维口腔 CT 图像中体素$(i,j,k)$的灰度值。

### 6.3.2　牙齿初始分割与精确分割

本书采用图 6-12 所示的原始网络结构。为了使 Unet 输出层的图像尺寸与输入图像一致，每次卷积操作时均对输入特征图执行补 0 操作。这样，Unet 右侧各阶段与左侧相应阶段进行融合时，可直接将左侧阶段的输出特征图拼接到对应的右侧输入特征图中，而无需对左侧阶段的特征图进行裁剪。由于图 6-13 所示的 Unet 网络共进行了 4 次累计 16 倍的下采样，输入图像的尺寸必须是 16 的整数倍。本书将初始分割的 Unet 网络输入图像的尺寸选为 $480 \times 480$(原始口腔 CT 图像的尺寸为 $624 \times 624$)。经过预处理裁剪后的图像尺寸通常会小于 $480 \times 480$，此时需对边界进行补 0 操作。本书 Unet 损失函数采用交叉熵函数，即权重 $w(x)$ 取常数 1。

类似地，本书 Vnet 也采用图 6-14 所示的原始网络结构。Vnet 各牙齿输入图像的尺寸依据提取的 VOI 确定。

### 6.3.3　牙齿 VOI 提取

从分割出的口腔 CT 图像中提取牙齿 VOI 流程示意图如图 6-17 所示。利用 Unet 分割得到各 CT 切片的牙齿区域后，基于三维空间的形态学操作提取各牙齿的 VOI。首先，利用开运算将可能相连的牙齿区域断开，得到 $N$ 颗独立的牙齿区域，$N$ 为待分割牙齿的数量。然后，对图像进行三维连通域分析，去掉连通域中体积过小的区域(体积过小的区域为 Unet 将非牙齿像素分割为牙齿的区域)。对余下的区域进行标记得到各独立牙齿的三维区域。由于 Unet 是逐切片地分割牙齿，未考虑切片间牙齿轮廓的空间关系，可能存在过分割。本书对 Unet 分割得到的牙齿区域边界向外扩张 10 个像素，得到的区域为独立牙齿最终的 VOI，用于 Vnet 的精确分割。

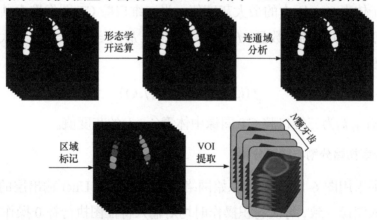

图 6-17　从分割出的口腔 CT 图像中提取牙齿 VOI 流程示意图

## 6.4　实　验　验　证

### 6.4.1　实验数据

本章使用第 3 章实验测试用的 16 位患者的 CBCT 图像，对提出的基于深度学习牙齿分割方法进行实验验证。牙齿分割精度的量化也采用第 3 章介绍的方法。其中，12 位随机选取的患者的图像被用于 Unet 和 Vnet 网络的训练，另外 4 位患者的图像用于测试。在训练图像中，2 位患者的图像被选为验证集，用于选择深度学习网络模型参数。本书通过对图像进行三维空间的旋转来扩充训练样本图像。Unet 和 Vnet 使用 Pytorch 实现，并使用 GPU(NVIDIA Titan RTX 24G)加速网络的训练与测试。分割测试图像的运行时间被记录下来，用于评估算法的计算效率。

### 6.4.2　定性分割结果

基于深度学习的口腔 CT 图像组织分割方法对牙齿的分割结果如图 6-18 所示。分割结果显示，提出的方法可以成功地实现相邻牙齿的分割，提取得到各独立牙齿的区域。同时，对于边界模糊不清的牙根区域，提出的方法也可以得到满意的分割结果。

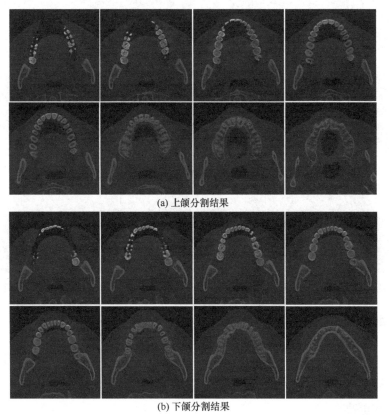

(a) 上颌分割结果

(b) 下颌分割结果

图 6-18　基于深度学习的口腔 CT 图像组织分割方法对牙齿的分割结果

　　基于水平集的分割方法将前一切片的牙齿轮廓作为牙齿的形状先验，可以指导当前切片的分割。一方面，这种分割方式存在误差累积问题，如果前面切片分割结果出现误差，后面切片很难分割准确。另一方面，对于牙轴方向与 $z$ 轴有较大偏差的牙齿(如部分患者的第三磨牙)，相邻切片间的牙齿轮廓可能存在较大的形状差异，利用这种逐切片式的分割方法进行分割将难以得到理想的结果。本章提出的基于深度学习的分割方法直接在三维空间中进行分割，可以避免上述问题。图 6-19 所示为利用提出的基于深度学习的分割方法对含有倾斜第三磨牙患者图像的分割结果，验证了该方法的上述优势。

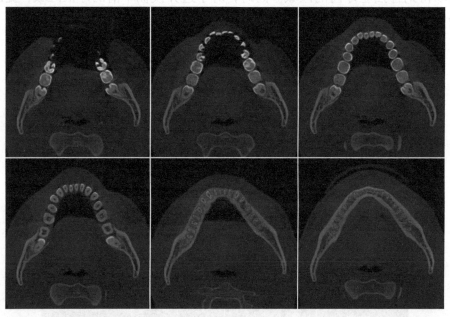

图 6-19　提出的基于深度学习的分割方法对含有倾斜第三磨牙患者图像的分割结果

### 6.4.3　量化分割结果

　　表 6-1 所示为本章提出的基于深度学习的分割方法对牙齿的分割精度。与基于水平集的分割方法相比，本章提出的基于深度学习的分割方法分割精度更高。

表 6-1　提出的基于深度学习的分割方法对牙齿的分割精度

| 牙齿 | 量化指标 | | | |
| --- | --- | --- | --- | --- |
| | VD/mm$^3$ | DSC/% | ASSD/mm | MSSD/mm |
| 尖牙 | 28.75 ± 9.32 | 92.57 ± 2.32 | 0.26 ± 0.05 | 0.76 ± 0.35 |
| 切牙 | 30.58 ± 8.65 | 93.68 ± 1.52 | 0.26 ± 0.08 | 0.79 ± 0.25 |
| 前磨牙 | 31.56 ± 9.15 | 93.45 ± 1.75 | 0.27 ± 0.05 | 0.86 ± 0.57 |
| 磨牙 | 35.57 ± 10.35 | 95.72 ± 2.15 | 0.27 ± 0.06 | 0.92 ± 0.58 |

## 6.5　本 章 小 结

本章提出一种基于深度学习的口腔 CT 图像组织分割方法。该方法首先利用 Unet 逐切片地对图像进行初始分割，定位得到各独立牙齿的 VOI，然后使用 Vnet 从牙齿的 VOI 中精确分割出三维牙齿。与水平集等传统的口腔 CT 图像分割方法相比，该方法无需人工进行初始化等操作，可以实现全自动分割，更利于临床应用；分割结果不依赖相邻的切片，没有累积误差，可用于分割倾斜有角度的牙齿、埋伏牙等；分割效率更高。然而，该方法使用的深度学习网络是一种有监督学习算法，在应用前需要花费大量的精力对训练样本进行手工标记，用于网络参数的训练。

### 参 考 文 献

[1] Abiodun O I, Jantan A, Omolara A E, et al. State-of-the-art in artificial neural network applications: A survey[J]. Heliyon, 2018, 4(11): e00938.

[2] Svozil D, Kvasnicka V, Pospichal J. Introduction to multi-layer feed-forward neural networks[J]. Chemometrics and Intelligent Laboratory Systems, 1997, 39(1): 43-62.

[3] Rumelhart D E, Hinton G E, Williams R J. Learning representations by back-propagating errors[J]. Nature, 1986, 323(6088): 533.

[4] LeCun Y, Boser B, Denker J S, et al. Backpropagation applied to handwritten zip code recognition[J]. Neural Computation, 1989, 1(4): 541-551.

[5] 周飞燕, 金林鹏, 董军. 卷积神经网络研究综述[J]. 计算机学报, 2017, 40(6): 1229-1251.

[6] Hubel D H, Wiesel T N. Receptive fields, binocular interaction and functional architecture in the cat's visual cortex[J]. The Journal of Physiology, 1962, 160(1): 106-154.

[7] Boureau Y L, Bach F, LeCun Y, et al. Learning mid-level features for recognition[C]// IEEE Computer Society Conference on Computer Vision and Pattern Recognition, San Francisco 2010:

　　　　2559-2566.

[8] LeCun Y, Bottou L, Bengio Y, et al. Gradient-based learning applied to document recognition[J]. Proceedings of the IEEE, 1998, 86(11): 2278-2324.

[9] Krizhevsky A, Sutskever I, Hinton G E. Imagenet classification with deep convolutional neural networks[C]//Proceedings of the 25th International Conference on Neural Information Processing Systems, Lake Tahoe, 2012: 1097-1105.

[10] Simonyan K, Zisserman A. Very deep convolutional networks for large-scale image recognition [C]// International Conference on Learning Representations, San Diego, 2015: 1-14.

[11] He K, Zhang X, Ren S, et al. Deep residual learning for image recognition[C]// IEEE Conference on Computer Vision and Pattern Recognition, Las Vegas, 2016: 770-778.

[12] Long J, Shelhamer E, Darrell T. Fully convolutional networks for semantic segmentation[C]// 2015 IEEE Conference on Computer Vision and Pattern Recognition, Boston, 2015: 3431-3440.

[13] Ronneberger O, Fischer P, Brox T. U-net: Convolutional networks for biomedical image segmentation[C]//International Conference on Medical Image Computing and Computer-Assisted Intervention, Munich, 2015: 234-241.

[14] Çiçek Ö, Abdulkadir A, Lienkamp S S, et al. 3D U-Net: Learning dense volumetric segmentation from sparse annotation[C]//International Conference on Medical Image Computing and Computer- Assisted Intervention, Athens, 2016:424-432.

[15] Milletari F, Navab N, Ahmadi S A. V-net: Fully convolutional neural networks for volumetric medical image segmentation[C]// The Fourth International Conference on 3D Vision, Stanford, 2016: 565-571.

# 第 7 章　基于 CT 图像的口腔组织重构方法

口腔 CT 图像分割的最终目的是实现独立组织三维模型的重构,并将重构的模型用于辅助诊疗。本章主要介绍利用 CT 图像分割得到的组织轮廓重构相应三维模型的方法。牙齿、牙周膜和牙槽骨是正畸治疗中医师最关注的三大口腔组织。本章首先介绍利用移动立方体法(marching cube, MC)从牙齿和牙槽骨轮廓重构三维表面模型的方法。由于牙周膜厚度在 0.2mm 左右,难以直接从 CT 图像精确分割得到其轮廓。为重构牙周膜模型,本书将重构得到的牙齿、牙槽骨表面模型转换为实体曲面模型,通过牙齿与牙槽骨实体模型间的布尔运算得到牙周膜模型。

## 7.1　口腔组织重构总体流程

牙齿及牙槽骨的模型可直接从口腔 CT 图像分割出的轮廓重构得到。由于牙周膜厚度较薄,无法直接从口腔 CT 图像精确分割出其轮廓。假设牙周膜为均匀厚度,利用牙齿与牙槽骨模型间的布尔运算可重构得到牙周膜模型。牙齿、牙周膜及牙槽骨三维模型重构总体流程示意图如图 7-1 所示。其基本过程如下。

(1) 利用表面模型重构算法从口腔CT图像分割出的牙齿、牙槽骨区域(图 7-1(a)),重构得到对应的三维表面模型(图 7-1(b)和图 7-1(c))。

(2) 对牙齿及牙槽骨表面模型进行实体化建模,得到牙齿及牙槽骨的实体模型(图 7-1(d)和图 7-1(e))。

(3) 利用牙齿与牙槽骨实体模型间的布尔运算,得到牙周膜(图 7-1(f))及包含牙槽窝的牙槽骨实体模型(图 7-1(g))。

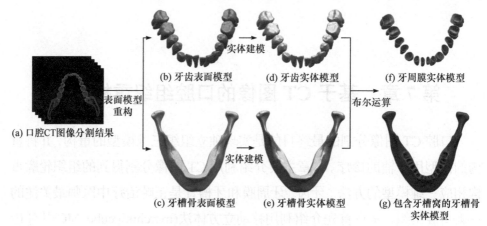

图 7-1　牙齿、牙周膜及牙槽骨三维模型重构总体流程示意图

## 7.2　基于移动立方体法的牙齿及牙槽骨表面三维模型重构

### 7.2.1　移动立方体法简介

　　三维可视化的目的是让人们从屏幕上看到三维图像中有什么。随着计算机科学的发展，使用计算机图形学技术为三维物体建模并实时渲染实现场景漫游是显示三维物体的主流方法。目前，计算机图形学实现三维物体可视化主要有体绘制和面绘制两种方式。

　　体绘制方式直接将三维图像的体素点通过一定的透明度叠加计算后直接对屏幕上的像素点着色。这种方式的特点是能更清楚地表现体数据内部细节，具有图像质量高、便于并行处理等优点，但其计算量大、计算时间长。体绘制算法的典型代表是光线投射法[1,2]和足迹表法[3,4]。

　　面绘制方式是从原始三维数据中抽取一个或多个等值面。这类方法适用于有完整、光滑外表面的体数据的三维重建，但不能反映整个数据场的全貌及细节。其最大特点是，采用曲面造型技术，生成数据场等值面的曲面表示，再采用面光照模型计算绘制图像。

　　在可视化结果的质量方面，体绘制优于面绘制，但在交互性能和算法效率方面，面绘制优于体绘制。这是因为面绘制采用的是传统图形学的绘制方法，现有的交互算法、图形硬件和图形加速板能充分发挥作用，因此面绘制仍发挥着较大的作用。在口腔正畸诊疗中,医师主要基于口腔组织的表面几何特征进行诊断、诊疗规划等诊疗操作,因此面绘制技术更加适用。

面绘制法可分为基于断层轮廓线的方法和基于体素的方法。基于断层轮廓线的方法首先在断层提取目标的轮廓线,然后在相邻层的轮廓线间构造三角面片。这一方法在同一断层上有多个轮廓线时,上下层间的轮廓线对应较为困难,因此未被广泛推广应用。基于体素的方法首先确定物体表面在每个体素内的小面片,然后将这些小面片连接起来构成物体的表面。基于体素的方法相对可靠,因为它只需要保证各个小面片之间的拓扑一致性,不需要考虑总体的拓扑关系,但重建的结果却易产生大量的小面片,占用大量的存储空间,即使对于几何结构非常简单的物体也是如此。基于断层轮廓线的方法可实现大幅度的数据压缩,但轮廓存在着多义性。特别是,在出现分叉情况的时候,轮廓对应问题的不确定性更加严重。

MC 算法是基于体素的面绘制的最经典方法。其本质是将一系列二维切片数据看作一个三维数据场,从中将具有某一阈值的等值面抽取出来,以某种拓扑形式连接成三角面片。

MC 算法也称等值面提取算法[5],其中体素定义为相邻层上各四个像素组成的具有八个顶点的立方体。等值面是空间中所有具有相同值的点的集合,可用下式进行定义,即

$$\{(x,y,z), f(x,y,z)=C\} \tag{7-1}$$

其中,$C$ 为常数,表示等值面的阈值。

MC 算法的基本思想是逐个处理三维数据场中的体素,分类出与等值面相交的体素,采用插值算法计算等值面与体素的交点。根据体素顶点与等值面的相对位置,将等值面与体素的交点按一定的方式连接生成等值面。具体实现上,MC 算法主要有两部分需要计算:一是利用体素与等值面相交计算三角面片的顶点;二是计算相应的三角面片顶点的法向量。

MC 算法假设沿着体素的边,三维数据场呈连续变化。如果体素中一

条边的两个顶点分别大于或小于等值面的值，则该边有且仅有一点与等值面相交。三维数据场中每个体素的每个顶点都存在对应的标量值。如果体素顶点上的值大于或等于等值面值，那么定义该顶点位于等值面之外，标记为 0；如果体素顶点上的值小于等值面值，那么定义该顶点位于等值面之内，标记为 1。图 7-2 所示为移动立方体法中体素与等值面相交的基本模式示意图。由于每个体素单元有 8 个顶点，因此存在 256 种情形，考虑旋转对称性后共存在 15 种情形。除了图 7-2 中的第一种情形，其他的 14 种情形等值面与体素都会相交产生一系列的三角形集，根据具体的相交情况可计算得到对应的三角形顶点。

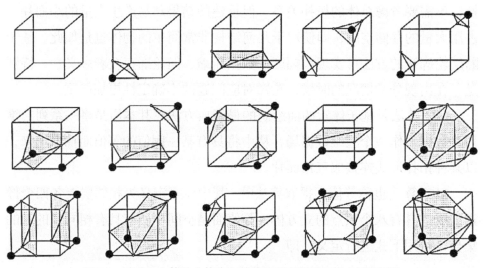

图 7-2　移动立方体法中体素与等值面相交的基本模式示意图[5]

三角面片顶点的法线计算与顶点类似，即首先取得三角面片顶点所在体素边线上两顶点的法向量，然后利用这两顶点法向量插值得到。对于给定体素的顶点，其法向量通过相邻两个顶点在某个方向的梯度计算得到。假设体素顶点$(i, j, k)$的值为 $f(i, j, k)$，采用中心差分法可以计算该点处的梯度 $G(i, j, k)$，即

$$\begin{bmatrix} G_x(i,j,k) \\ G_y(i,j,k) \\ G_z(i,j,k) \end{bmatrix} = \begin{bmatrix} \left(f(i+1,j,k)+f(i-1,j,k)\right)/2\Delta x \\ \left(f(i,j+1,k)+f(i,j-1,k)\right)/2\Delta y \\ \left(f(i,j,k+1)+f(i,j,k-1)\right)/2\Delta z \end{bmatrix} \tag{7-2}$$

其中, $G(i, j, k)=(G_x(i, j, k), G_y(i, j, k), G_z(i, j, k))$ 为体素 $(i, j, k)$ 的梯度; $\Delta x$、$\Delta y$、$\Delta z$ 为体素在三个方向上的单位尺寸。

对 $G$ 进行归一化, 可以得到顶点 $(i, j, k)$ 上的单位法向量, 然后对体素单元上 8 个顶点的单位法向量进行线性插值, 就可得到三角面片各个顶点的法向量。

### 7.2.2　基于移动立方体法的牙齿及牙槽骨表面模型重构流程及结果

MC 算法是基于等值面边界与体素的相交来计算三角面片的顶点及法向量。利用 MC 算法从分割出的牙齿及牙槽骨重构相应的表面模型, 首先需要对轮廓进行填充, 使目标牙齿或牙槽骨区域具有相同的值。同时, 为了得到独立的牙齿及牙槽骨模型, 需要依次利用 MC 算法重构各牙齿及牙槽骨模型。具体实现上, 可对各牙齿及牙槽骨区域赋予不同的灰度值, 利用 MC 算法重构目标牙齿或牙槽骨时只需设置相应的阈值, 将目标牙齿或牙槽骨的等值面边界提取来。利用 MC 算法从分割的牙齿及牙槽骨轮廓重构相应三维模型的基本流程如下。

(1) 读取分割后的三维图像, 对牙齿轮廓及牙槽骨轮廓进行填充, 使不同牙齿及牙槽骨的区域具有不同的灰度值。

(2) 给定待重构的目标牙齿或牙槽骨, 设置合适的阈值, 使图像中仅保留目标牙齿或牙槽骨区域。

(3) 遍历三维图像中的体素, 搜索与目标等值面相交的边界体素(边界体素八个顶点的灰度值不完全相同)。

(4) 对于边界体素, 采用线性插值的方法计算出各个交点的位置坐标, 得到目标三维表面模型三角面片各顶点的坐标; 利用中心差分法、线性插值得到三角面片各个顶点的法向。

(5) 输出三角形面片的顶点和法线。

(6) 重复(2), 直到完成所有牙齿、牙槽骨模型重构。

利用 MC 算法重构得到的三角面片网格模型通常以 STL 文件格式保存。STL 格式是由美国 3D System 公司设计的标准文件接口格式, 用于将三维几何形状在不同的 CAD 软件中转换。它利用三角形面片表示三维模型，目前已经得到广泛应用，尤其是流行的 3D 打印。目前大部分 CAD 造型软件都包括该文件格式的接口。STL 文件存储的三角面片信息示意图如图 7-3 所示。这类文件是以三角面片为单位保存三角网格模型的所有信息，保存的信息包括各三角面片中每个顶点的位置信息及三角面片的法向矢量，各顶点的排序按照右手法则进行。

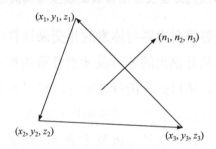

图 7-3　STL 文件存储的三角面片信息示意图

　　STL 格式文件存储方式有两种，一种是以 ASCII 文本方式存储，另一种是以二进制格式存储。

　　ASCII 码格式的 STL 文件逐行给出三角面片的几何信息。图 7-4 所示为以 ASCII 格式存储的三维网格模型中一个三角面片的信息示意图。三角面片由 7 行数据组成，其中第一行为三角面片的法向量方向信息；第二行为关键字，说明随后的 3 行数据分别是三角面片的 3 个顶点坐标。3 顶点沿指向实体外部的法矢量方向逆时针排列。第三行～第五行为 3 个顶点的 3 个方向坐标分量。第六行和第七行分别为结束顶点坐标和结束面片信息的关键字。

| facet normal | −0.075373835392 | −0.517800896256 | −0.852174287792 |
| outer loop | | | |
| vertex | 421.987854003906 | 232.977401733398 | 84.262825012207 |
| vertex | 420.733123779297 | 232.409240722656 | 84.719032287598 |
| vertex | 421.182830810547 | 234.007202148438 | 83.708297729492 |
| endloop | | | |
| endfacet | | | |

图 7-4　以 ASCII 格式存储的三维网格模型中一个三角面片的信息示意图

二进制 STL 文件用固定的字节数给出三角面片的几何信息。表 7-1 所示为以二进制格式存储的含 1 个三角面片的 STL 文件信息示意图。文件起始的 80 个字节是文件头，用于存储文件名；紧接着用 4 个字节的整数描述模型的三角面片个数，后面逐个给出每个三角面片的几何信息。每个三角面片由 50 个字节存储，其中前 12 个字节存储三角面片法向向量；后 36 个字节存储三个顶点相应的坐标值；最后 2 个字节用来描述三角面片的属性信息。因此，一个完整包含 $N$ 个三角面片的三维网格模型二进制 STL 文件的大小为 $(84+50\times N)$ 字节。

表 7-1　以二进制格式存储的含 1 个三角面片的 STL 文件信息示意图

| 文件地址长度/Byte | 数据类型 | 详细描述 |
| --- | --- | --- |
| 0~79 | char | 文件头说明信息 |
| 80~83 | unsigned int | 三角面片数目 |
| 84~87 | float | 法向量 $x$ 分量 |
| 88~91 | float | 法向量 $y$ 分量 |
| 92~95 | float | 法向量 $z$ 分量 |
| 96~99 | float | vertex1 坐标 $x$ 分量 |
| 100~103 | float | vertex1 坐标 $y$ 分量 |
| 104~107 | float | vertex1 坐标 $z$ 分量 |
| 108~111 | float | vertex2 坐标 $x$ 分量 |
| 112~115 | float | vertex2 坐标 $y$ 分量 |
| 116~119 | float | vertex2 坐标 $z$ 分量 |
| 120~123 | float | vertex3 坐标 $x$ 分量 |
| 124~127 | float | vertex3 坐标 $y$ 分量 |
| 128~131 | float | vertex3 坐标 $z$ 分量 |
| 132~135 | unsigned int | 属性说明 |

相较于 ASCII 格式的 STL 文件，二进制格式的 STL 文件的最大优点是文件占用空间小，格式较为紧凑，节省磁盘空间，因此读取速度也比

ASCII 格式文件快很多。同一个三角网格模型，二进制格式保存文件的大小通常为 ASCII 格式文件大小的五分之一左右。本书采用二进制格式的 STL 文件保存重建的牙齿和牙槽骨三角网格模型。

　　直接利用上述方法重构保存得到的 STL 模型文件数据量很大。单颗牙齿模型可能有几万个三角面片，且每个三角面片具有三个顶点的坐标信息。在 STL 文件中，每个三角面片的顶点信息是重复定义的，即一个顶点同时属于多个三角面片，该顶点将被重复使用多次。因此，STL 文件数据具有十分严重的冗余性，不但占用大量的内存空间，而且降低计算速度。同时，由于顶点的冗余性，同一顶点具有多个独立的编号，难以建立顶点间的拓扑关系。本书首先对重构的三角网格模型进行数据的简化，然后以 STL 格式保存。具体的数据简化步骤如下。

　　(1) 对所有的顶点信息(坐标值)进行快速排序。

　　(2) 对重复的冗余顶点进行剔除，保留的顶点都是独立顶点。

　　(3) 在对冗余顶点剔除过程中，同时建立剔除的顶点与其相同的保留顶点的对应关系。

　　(4) 将保留的顶点与三角面片表进行映射，使新的三角面片表中包含的顶点编号为去除冗余顶点的更新好的顶点列表。

　　图 7-5 所示为利用 MC 算法重构出的独立牙齿三维表面模型。图 7-6 所示为利用 MC 算法重构出的上下颌牙槽骨三维表面模型。图 7-7 所示为重构得到的独立牙齿及牙槽骨三维表面模型。

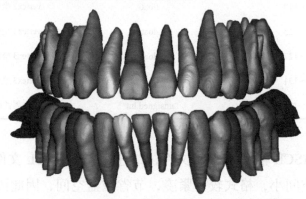

图 7-5　利用 MC 算法重构出的独立牙齿三维表面模型

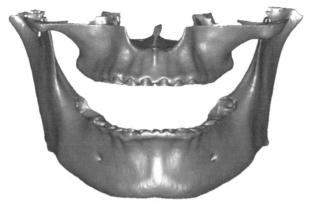

图 7-6 利用 MC 算法重构出的上下颌牙槽骨三维表面模型

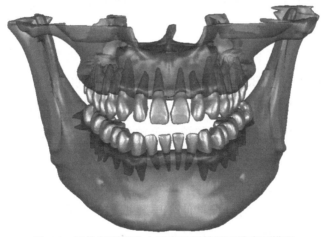

图 7-7 重构得到的独立牙齿及牙槽骨三维表面模型

# 7.3 基于布尔运算的牙周膜三维模型重构

## 7.3.1 牙齿及牙槽骨实体模型重构

前一节介绍的基于 MC 算法重构得到的牙齿和牙槽骨模型为空壳结构的表面模型。为了进行布尔运算得到牙周膜模型，需要将牙齿及牙槽骨表面模型的内部进行填充，建立对应的实体模型。为实现上述目标，可以利用 Geomagic Studio 等逆向工程软件[6]将三角面片模型转换为曲面实体模型。Geomagic Studio 具备强大的三维曲面重建功能，其三维曲面重建速度通常可达到同类产品的三倍，被广泛应用于有限元模型造型中。Geomagic

Studio 除了具备常规逆向工程软件从点云重建曲线、再由曲线重建曲面的功能,还可直接利用 MC 算法自动重构保存的 STL 文件面片模型构建曲面模型。利用 Geomagic 实现三角面片模型的曲面化时依序对每个牙齿、牙槽骨模型单独处理。为保证重建曲面的质量,在 STL 文件导入 Geomagic 后,需要对面片模型进行必要的删除、修补和平滑等处理。根据编辑后的面片表面模型数据进行曲面重建时,Geomagic 提供了两种重建方式。

(1) 根据面片模型曲率计算自动提取模型的特征轮廓线,自动拟合非均匀有理 B 样条(non-uniform rational B-spilne,NURBS)[7]曲面。

(2) 根据面片模型曲率分布,由用户手动选择模型的特征轮廓线,然后自动拟合出 NURBS 曲面。

除了利用逆向工程软件交互式地将三角面片模型转换为曲面实体模型,还可以通过 NURBS 曲面拟合算法从分割得到的牙齿、牙槽骨点云自动重构相应的三维曲面实体模型。在利用点云数据进行 NURBS 曲面重构前,首先需要对点云进行精简和统一等预处理。由于分割得到的点云是按体素规则排列的,本书采用均匀采样的方式对原始点云数据进行精简。在进行 NURBS 曲面重构时,曲面插值必须在曲面分层后各层点数目相等的基础上进行。数据统一的目标是使各层数据点的个数一致。本书首先搜索精简后的点云中各层的点云个数的最大值,以该值作为 NURBS 曲面重构时各层的数据点个数。

为实现牙齿、牙槽骨曲面三维模型重构,首先对预处理后的每层点云进行 NURBS 曲线拟合,得到各层曲线控制点、权因子、节点矢量,形成多边形网格;然后对多边形网格进行 NURBS 曲面插值计算,拟合生成 NURBS 曲面。

一条 $k$ 次 NURBS 曲线可以表示为分段的多项式函数,即

$$C(u) = \frac{\sum\limits_{i=0}^{n} N_{i,k}(u) w_i P_i}{\sum\limits_{i=0}^{n} N_{i,k}(u) w_i} \tag{7-3}$$

其中，$P_i$ 为控制点；$w_i$ 为权因子(为了防止分母为 0，通常约束首末控制点的权因子 $w_0, w_n > 0$，其余控制点的权因子 $w_i \geqslant 0$)；$N_{i,k}(u)$ 为定义于节点矢量 $U$ 上的 $k$ 次 B 样条基函数。

非均匀节点矢量 $U$ 定义为

$$U = \left\{ \underbrace{a, a, \cdots, a}_{k+1}; u_i, u_{i+1}, \cdots, u_{i+k}; \underbrace{b, b, \cdots, b}_{k+1} \right\} \tag{7-4}$$

其中，参数节点 $u$ 为非递减排列；首末节点一般定义为 $a = 0$、$b = 1$，以便曲线通过控制多边形首、末端点，并与首、末两边相切。

由式(7-3)的定义可知，NURBS 曲线由以下三个参数定义。

(1) 控制点 $P_i$。确定曲线的位置，通常不在曲线上，形成控制多边形。

(2) 权因子 $w_i$。确定控制点的权值，相对于控制点的"引力"，其值越大曲线越接近控制点。

(3) 节点矢量 $U$。NURBS 曲线随着参数 $u$ 的变化而变化，其中 $u \in U$。

在式(7-3)中，定义 $\dfrac{0}{0} = 0$，样条基函数可通过德布尔-考克斯递推公式计算得到，即

$$\begin{cases} N_{i,0}(u) = \begin{cases} 1, & u_i \leqslant u < u_{i+1} \\ 0, & u < u_i \text{或} u \geqslant u_{i+1} \end{cases} \\ N_{i,k}(u) = \dfrac{u - u_i}{u_{i+k} - u_i} N_{i,k-1}(u) + \dfrac{u_{i+k+1} - u}{u_{i+k+1} - u_{i+1}} N_{i+1,k-1}(u) \end{cases} \tag{7-5}$$

以上递推公式涉及 $[u_i, u_{i+k+1}]$ 的 $k+2$ 个节点，称区间 $[u_i, u_{i+k+1}]$ 为 $N_{i,k}(u)$ 的支承区间。

根据插值条件，有以下矩阵方程成立，即

$$\begin{bmatrix} N_{0,k}(u_0) & \cdots & N_{n,k}(u_0) \\ N_{0,k}(u_1) & \cdots & N_{n,k}(u_1) \\ \vdots & & \vdots \\ N_{0,k}(u_m) & \cdots & N_{n,k}(u_m) \end{bmatrix} \begin{bmatrix} P_0 \\ P_1 \\ \vdots \\ P_n \end{bmatrix} = \begin{bmatrix} w_0 C_0 \\ w_1 C_1 \\ \vdots \\ w_m C_m \end{bmatrix} \tag{7-6}$$

式(7-6)的线性系统有 $n$ 个未知参数，$m$ 个约束等式，可利用最小二乘

法拟合得到控制点 $P$。将上式简写为 $NP=C$，则控制点 $P$ 为

$$P=\left(N^{\mathrm{T}}N\right)^{-1}N^{\mathrm{T}}C \tag{7-7}$$

本书利用三次 NURBS 曲线拟合牙齿、牙槽骨轮廓。为方便计算，取各控制点权因子为 1，节点矢量 $U$ 采用均匀分布，则节点矢量可利用下式计算，即

$$\begin{cases} u_0=u_1=\cdots=u_k=0 \\ u_{k+i}=\dfrac{1}{n-k}i, \quad i=1,2,\cdots,n-k \\ u_{n+1}=u_{n+2}=\cdots=u_{n+1+k}=1 \end{cases} \tag{7-8}$$

将式(7-6)代入式(7-5)，可得到样条基函数 $N$，再利用式(7-8)可计算得到控制点 $P$。控制点、权因子、节点矢量和样条基函数确定后利用式(7-3)可生成牙齿、牙槽骨各分层轮廓的 NURBS 曲线。

将 NURBS 曲线延伸到二维空间$(u, v)$即可得到 NURBS 曲面，其定义为

$$S(u,v)=\frac{\displaystyle\sum_{i=0}^{m}\sum_{j=0}^{n}N_{i,p}(u)N_{j,p}(v)w_{i,j}P_{i,j}}{\displaystyle\sum_{i=0}^{m}\sum_{j=0}^{n}N_{i,p}(u)N_{j,p}(v)w_{i,j}} \tag{7-9}$$

其中，$N_{i,p}(u)$ 为 $u$ 方向 $p$ 阶 B 样条基函数；$N_{j,p}(v)$ 为 $v$ 方向 $p$ 阶 B 样条基函数；$P_{i,j}$ 为控制点；$w_{i,j}$ 为权因子。

本书利用双三次 NURBS 曲面重构牙齿及牙槽骨模型。图 7-8 所示为利用 NURBS 曲面重构得到的某患者下颌牙齿及牙槽骨三维曲面实体模型。图 7-9 所示为某患者上颌第二磨牙的面片模型和 NURBS 曲面模型对比。面片模型由 24738 个三角面片构成，而曲面模型由 269 个 NURBS 曲面构成。从模型局部放大图中可知，曲面模型比面片模型更加光滑和规则。

图 7-10 所示为某患者下颌牙列面片表面模型和曲面实体模型剖面图对比。表面模型为空壳结构，实体模型内部有实物填充。

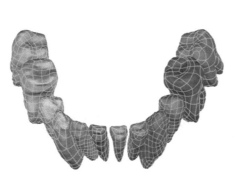

(a) 牙齿三维实体模型　　　　　　　　　(b) 牙槽骨三维实体模型

图 7-8　利用 NURBS 曲面重构得到的某患者下颌牙齿及牙槽骨三维曲面实体模型

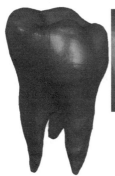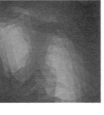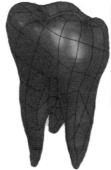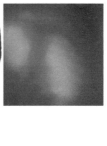

(a) 面片模型及局部放大图　　　　　　　(b) 曲面模型及局部放大图

图 7-9　某患者上颌第二磨牙的面片模型和 NURBS 曲面模型对比

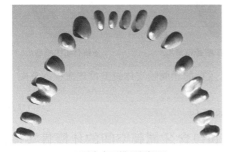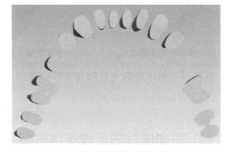

(a) 面片表面模型剖视图　　　　　　　　(b) 曲面实体模型剖视图

图 7-10　某患者下颌牙列面片表面模型和曲面实体模型剖面图对比

## 7.3.2　牙周膜实体模型重构

由于牙周膜较薄(0.2mm 左右)[8,9]，并且厚度不均匀，CBCT 图像数据的精度不足以获取精确的牙周膜模型。假设牙周膜为均匀厚度 0.25mm，本书通过牙齿与牙槽骨实体模型间的布尔运算重建牙周膜实体模型。同时，前面小节获取的牙槽骨模型不包含牙槽窝信息，需要通过布尔操作获取包含牙槽窝信息的牙槽骨模型。基于牙齿与牙槽骨实体模型间布尔运算的牙周膜实体模型重建流程示意图如图 7-11 所示。

（1）将牙齿实体模型 $T_S$ 膨胀 0.25mm 得到牙齿膨胀实体模型 $T_{DS}$，即

$$T_{DS} = T_S \oplus B_H \tag{7-10}$$

其中，$B_H$ 为膨胀 0.25mm 的运算核；$\oplus$ 为膨胀算子。

（2）将整个牙槽骨实体模型 $B_{OS}$ 与牙齿实体模型 $T_S$ 作差，获得包含牙周膜空间的牙槽骨实体模型 $B_{PS}$，即

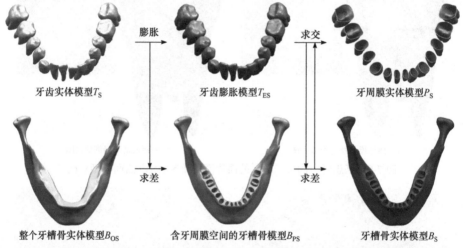

图 7-11 基于牙齿与牙槽骨实体模型间布尔运算的牙周膜实体模型重建流程示意图

$$B_{PS} = B_{OS} - T_S \tag{7-11}$$

（3）将膨胀后的牙齿实体模型 $T_{DS}$ 和包含牙周膜空间的牙槽骨实体模型 $B_{PS}$ 求交运算，获取厚度为 0.25mm 的牙周膜实体模型 $P_S$，即

$$P_S = B_{PS} \bigcap T_{DS} \tag{7-12}$$

其中，$\bigcap$ 表示求交算子。

（4）将包含牙周膜空间的牙槽骨实体模型 $B_{PS}$ 与膨胀后的牙齿实体模型 $T_{DS}$ 作差，获得牙槽骨模型实体模型 $B_S$，即

$$B_{\mathrm{S}} = B_{\mathrm{PS}} - T_{\mathrm{DS}} \tag{7-13}$$

图 7-12 所示为利用上述流程重建的某患者下颌完整的牙齿-牙周膜-牙槽骨复合体曲面实体模型。

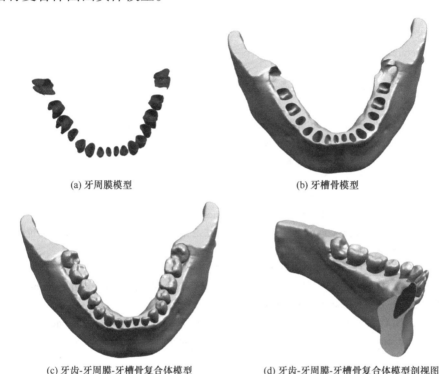

(a) 牙周膜模型　　　　　　　　　　　　　(b) 牙槽骨模型

(c) 牙齿-牙周膜-牙槽骨复合体模型　　　　　(d) 牙齿-牙周膜-牙槽骨复合体模型剖视图

图 7-12　重建的某患者下颌完整的牙齿-牙周膜-牙槽骨复合体曲面实体模型

## 7.4　本 章 小 结

重构患者口腔组织的三维模型是进行数字化口腔辅助诊疗的基础。本章主要介绍从 CT 图像分割得到的牙齿、牙槽骨轮廓重构牙齿-牙周膜-牙槽骨复合体三维模型的方法。本书首先利用移动立方体法从牙齿、牙槽骨轮廓重构对应的三维表面模型。在此基础上利用 Geomagic Studio 等逆向工程软件交互式地或利用非均匀有理 B 样条曲面拟合自动地重构出牙齿、牙槽骨的曲面实体模型。最后，利用布尔运算从牙齿及牙槽骨曲面实体模型获得牙周膜的曲面实体模型，得到完整的牙齿-牙周膜-牙槽骨复合体三维模型。重构得到的牙齿-牙周膜-牙槽骨复合体三维模型为实体结果。除了可用于数字化辅助诊疗，也可直接用于有限元等口腔生物力学分析。

## 参 考 文 献

[1] Ma K L. Parallel volume ray-casting for unstructured-grid data on distributed-memory architectures[C]//Proceedings of the IEEE symposium on Parallel Rendering, Atlanta, 1995: 23-30.

[2] Mora B, Jessel J P, Caubet R. A new object-order ray-casting algorithm[C]//IEEE Visualization, Boston, 2002: 203-210.

[3] Mao X. Splatting of non rectilinear volumes through stochastic resampling[J]. IEEE Transactions on Visualization and Computer Graphics, 1996, 2(2): 156-170.

[4] Pajarola R, Sainz M, Guidotti P. Object-space point blending and splatting[C]//ACM SIGGRAPH, San Diego, 2003: 1-11.

[5] Lorensen W E, Cline H E. Marching cubes: A high resolution 3D surface construction algorithm[J]. ACM SIGGRAPH Computer Graphics, 1987, 21(4): 163-169.

[6] 李琳琳, 赵一姣, 陈虎, 等. 转移(牙合)架固定法三维重建牙尖交错牙合的精度评价[J]. 北京大学学报(医学版), 2020, 52(1): 138-143.

[7] Piegl L, Tiller W. The NURBS Book[M]. Berlin: Springer, 1997.

[8] Foong K W C, Ho H C W. Thickness of human periodontal-ligament assessed by transmission EM[J]. Journal of Dental Research, 1995, 74(2): 459.

[9] Louridis O, Demetriou N, Bazopoulou-Kyrkanidou E. Periodontal-ligament thickness as related to age and mesio-occlusal drifting of teeth-histometric study[J]. Journal of Periodontology, 1974, 45(12): 862-865.

# 第8章 基于口腔CT图像与激光扫描图像融合的牙齿模型重构方法

口腔 CT 图像可以提供患者口腔组织的完整解剖结构信息，在临床口腔疾病的诊断、治疗规划、治疗效果评估等辅助诊疗中具有重要作用。目前临床用口腔 CT 扫描的分辨率只能到达亚毫米级，无法用于口腔正畸矫治器设计等对口腔模型有较高精度要求的应用。同时，口腔 CT 图像将不可避免地对患者产生辐射伤害，尤其是在正畸治疗前后及过程中重复地对患者进行图像扫描。

牙颌激光三维扫描图像是另一类临床常用的口腔三维图像。与口腔CT扫描相比，牙颌激光三维扫描其成像精度更高，分辨率能达到微米级，并且扫描过程不存在辐射伤害的风险，近年来逐步应用于临床错颌畸形诊断和正畸治疗矫治器设计。其缺点是，只能获取牙冠表面的三维信息，缺失牙根及牙周组织的信息，应用具有一定局限性。

综上分析，口腔 CT 扫描图像和牙颌激光扫描图像互有优缺点，若将二者进行融合则可实现优势互补。本章介绍一种基于口腔 CT 图像与牙颌激光扫描图像融合的牙齿三维模型重构方法[1,2]。该方法利用口腔 CT 图像重构的牙根与牙颌激光扫描图像重构的牙冠经配准融合后，建立完整的牙齿三维模型。所建立的模型牙冠部位精度更高，可适用于口腔正畸矫治器设计等对牙齿模型精度要求较高的临床应用。同时，利用该方法，患者只需在正畸治疗前进行一次口腔 CT 扫描，在各治疗周期中进行激光扫描即可建立各周期不同牙颌形态下完整牙齿的三维模型，从而减少 CT 扫描次数降低给患者带来的辐射伤害。

## 8.1　基于 CT 图像与激光扫描图像融合的牙齿模型重构总体方案

本章提出的基于口腔 CT 图像与牙颌激光扫描图像融合重建牙齿三维模型的总体方案如图 8-1 所示。首先,分别从牙颌激光扫描图像和口腔 CT 图像中分割重构得到牙冠和牙齿的三维表面模型。然后,将由牙颌激光扫描图像得到的牙冠模型配准到由 CT 图像重构的牙齿模型的牙冠区域。最后,将配准后的牙颌激光扫描图像重构的牙冠模型与 CT 图像重构的牙根模型进行拼接融合,得到最终的牙齿三维模型。

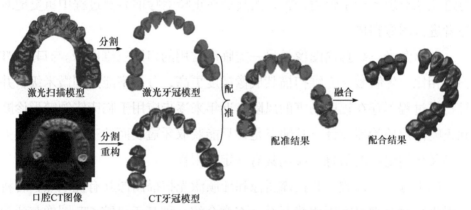

图 8-1　基于口腔 CT 图像与牙颌激光扫描图像融合重建牙齿三维模型的总体方案[2]

在图 8-1 所示的牙齿三维模型重构流程中,基于口腔 CT 图像的牙齿三维模型分割与重构可采用本书前面章节介绍的方法。利用激光扫描图像分割得到牙冠模型的流程示意图如图 8-2 所示。分割主要采用上下颌闭颌扫描 CT 图像中相互接触的牙齿网格模型分割方法。首先,在激光扫描图像重构的三维网格模型上选择每个牙冠的种子点。然后,利用基于高斯曲率和阈值分割算法对咬合区域进行初始分割。最后,以基于三角网格面片的弯曲程度和三角面片的面积的高度函数为准则,利用快速分水岭算法分割得到牙冠模型。

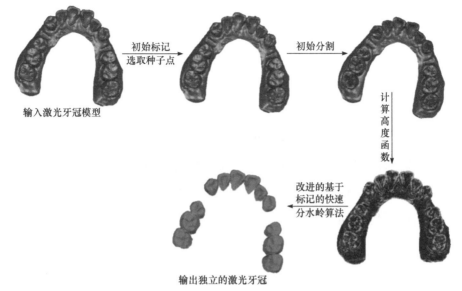

图 8-2　利用激光扫描图像分割得到牙冠模型的流程示意图[2]

# 8.2　模型配准

激光扫描图像重构的牙冠模型与口腔 CT 图像重构的牙齿模型之间的配准分为 2 个阶段，即粗配准和精配准。粗配准采用 PCA 算法[1]，可以实现两种模型的大致对齐。精配准采用迭代最近点(iterative closest point, ICP)算法[2]，对大致对齐后的两模型的位置进行精细调整。在进行配准操作前，本书用一平面从口腔 CT 图像重构的牙齿模型中截取牙冠部分。截取的牙冠将与激光扫描图像重构的牙冠模型进行配准。

## 8.2.1　基于 PCA 的模型粗配准

PCA 是一种常用的数据分析方法，通过线性变换提取数据中最主要的特征分类和结构，去除噪声和冗余，常用于对高维数据降维。

设有由 $m$ 个样本组成的数据矩阵 $X_{mn}$，其中每个样本是一个 $n$ 维的行向量。PCA 的目标是找到一个线性变换 $f$，使 $X_{mn}$ 变换后为 $Z_{mk}(k < n)$。上述变换的数学定义可用下式表示，即

$$Z_{mk} = f(X_{mn}), \quad k < n \tag{8-1}$$

由于 $f$ 为线性变换，式(8-1)可改写为

$$Z_{mk} = X_{mn}W \tag{8-2}$$

其中，$W$ 为 $n \times k$ 维的矩阵 $(k < n)$。

对于每一个以列向量表示的样本 $x_i \in R^{n \times 1}$，经上述变换后有

$$z_i = W^{\mathrm{T}}x_i, \quad k < n \tag{8-3}$$

数据降维的目标是使降维后的数据在新的 $k$ 维空间尽可能分散，以尽可能保留样本的信息。数据的分散程度可以用方差来衡量，因此式(8-1)相当于求解以下优化问题，即

$$\max_{W} \frac{1}{m}\sum_{i=1}^{m}\left(z_i - \bar{z}\right)^2$$
$$\text{s.t.} \quad |W|_2 = 1 \tag{8-4}$$

对上式的目标函数进行推导简化可得

$$\begin{aligned}
\frac{1}{m}\sum_{i=1}^{m}\left(z_i - \bar{z}\right)^2 &= \frac{1}{m}\sum_{i=1}^{m}\left(W^{\mathrm{T}}x_i - \bar{z}\right)^2 \\
&= \frac{1}{m}\sum_{i=1}^{m}\left(W^{\mathrm{T}}x_i - \frac{1}{m}\sum_{i=1}^{m}W^{\mathrm{T}}x_i\right)^2 \\
&= \frac{1}{m}\sum_{i=1}^{m}\left[W^{\mathrm{T}}x_i - W^{\mathrm{T}}\left(\frac{1}{m}\sum_{i=1}^{m}x_i\right)\right]^2 \\
&= \frac{1}{m}\sum_{i=1}^{m}\left[W^{\mathrm{T}}x_i - W^{\mathrm{T}}\bar{x}\right]^2 \\
&= \frac{1}{m}\sum_{i=1}^{m}\left[W^{\mathrm{T}}\left(x_i - \bar{x}\right)\left(x_i - \bar{x}\right)^{\mathrm{T}}W^{\mathrm{T}}\right] \\
&= W^{\mathrm{T}}\left[\frac{1}{m}\sum_{i=1}^{m}\left(x_i - \bar{x}\right)\left(x_i - \bar{x}\right)^{\mathrm{T}}\right]W \\
&= W^{\mathrm{T}}\mathrm{Cov}(X)W \tag{8-5}
\end{aligned}$$

其中，$\mathrm{Cov}(X) = \dfrac{1}{m}\sum_{i=1}^{m}\left(x_i - \bar{x}\right)\left(x_i - \bar{x}\right)^{\mathrm{T}}$ 为数据矩阵 $X$ 的协方差矩阵。

因此，式(8-4)可简化为

$$\max_{W} W^{\mathrm{T}}\mathrm{Cov}(X)W$$
$$\text{s.t.} \quad \left|W\right|_2 = 1 \tag{8-6}$$

为求解上式，利用拉格朗日乘数法构造一个目标函数，即

$$L(W,\lambda)=W^{\mathrm{T}}\mathrm{Cov}(X)W + \lambda\left(1-W^{\mathrm{T}}W\right) \tag{8-7}$$

对目标函数求偏导并令偏导为 0，可得

$$\mathrm{Cov}(X)W = \lambda W \tag{8-8}$$

其中，$\lambda$ 为 $\mathrm{Cov}(X)$ 的特征值，$W$ 为对应的特征向量。为使式(8-6)的目标函数取极大值，需要利用 $\mathrm{Cov}(X)$ 前 $k$ 个最大特征值对应的特征向量得到 $W$。因此，利用 PCA 对 $n$ 维的原始数据矩阵 $X$ 降维到 $k$ 维，需要求解出数据矩阵 $X$ 协方差矩阵 $\mathrm{Cov}(X)$ 的前 $k$ 个最大特征值及对应的特征向量，然后利用这些特征向量组成线性变换矩阵 $W$ 对原始数据矩阵 $X$ 进行线性变换。

协方差矩阵 $\mathrm{Cov}(X)$ 的特征值及特征向量可利用矩阵的 SVD 求解。对于任意一个矩阵 $A$，一定能够利用 SVD 得到特征矩阵 $U$ 及其对应的特征值对角矩阵 $\Sigma$，使其满足

$$A = U\Sigma V^{\mathrm{T}} \tag{8-9}$$

为了对矩阵 $A$ 进行 SVD，可以首先构造以下两个矩阵，即

$$S = A^{\mathrm{T}}A$$
$$T = AA^{\mathrm{T}} \tag{8-10}$$

上述矩阵 $S$ 和 $T$ 均为对称矩阵，可对其进行特征分解，即

$$S = P\Lambda_S P^{\mathrm{T}}$$
$$T = Q\Lambda_T Q^{\mathrm{T}} \tag{8-11}$$

则有

$$U=P$$
$$V=Q$$
$$\Lambda_S=\Sigma\Sigma^{\mathrm{T}} \tag{8-12}$$

PCA 实现数据降维的物理本质是对原始数据线性变换，使其投影到前

$k$ 个主轴方向。基于 PCA 的点云数据粗配准主要是利用点云数据的主轴方向进行配准。其基本流程是首先计算两组点云数据的协方差矩阵，根据协方差矩阵计算前 3 个单位特征分量，即点云数据的三个主轴方向。然后，通过三个主轴方向计算旋转矩阵，通过两点云中心坐标计算平移向量。

设激光扫描图像和 CT 扫描图像得到的牙冠点云分别为 $p$ 和 $q$，点云数目分别为 $M$ 和 $N$，利用 PCA 实现两种模态图像重构的牙冠粗配准计算过程如下。

(1) 计算两点云数据的中心 $\bar{p}$、$\bar{q}$，即

$$\bar{p}=\frac{1}{M}\sum_{i=1}^{M}p_i$$
$$\bar{q}=\frac{1}{N}\sum_{i=1}^{N}q_i$$

(8-13)

(2) 计算两点云数据的协方差矩阵 $\text{Cov}_p$、$\text{Cov}_q$，即

$$\text{Cov}_p=\frac{1}{M}\sum_{i=1}^{M}(p_i-\bar{p})(p_i-\bar{p})^{\text{T}}$$
$$\text{Cov}_q=\frac{1}{N}\sum_{i=1}^{N}(q_i-\bar{q})(q_i-\bar{q})^{\text{T}}$$

(8-14)

(3) 通过 SVD 计算 $\text{Cov}_p$、$\text{Cov}_q$ 前三个特征值对应的特征向量 $U_p$、$U_q$，即

$$\text{Cov}_p=U_p\lambda V_p^{\text{T}}$$
$$\text{Cov}_q=U_q\lambda V_q^{\text{T}}$$

(8-15)

(4) 计算粗配准的旋转矩阵 $R_0$ 和平移矩阵 $T_0$，即

$$R_0=U_pU_q^{-1}$$
$$T_0=\bar{q}-R_0\bar{p}$$

(8-16)

如上所述，利用 PCA 进行点云粗配准主要是配准两点云数据的主轴方向。由于主轴存在正反方向，利用 PCA 求得的旋转平移矩阵配准结果可能存在较大误差，无法用于后续精确配准，因此在利用 ICP 算法进行精配准前，需要检查 PCA 粗配准结果的误差。如果粗配准结果误差较大，

则需要对粗配准的旋转平移矩阵进行校正。

　　本书首先利用 PCA 粗配准得到的旋转平移矩阵对激光扫描图像得到的牙冠点云数据进行仿射变换操作，得到新的数据点云 $p'$，即

$$p' = pR_0 + T_0 \tag{8-17}$$

　　然后，搜索 $p'$ 与 $q$ 间的对应点(即最近点)，以对应点间的平均距离作为 PCA 粗配准结果的误差 $E_{\text{PCA}}$，即

$$E_{\text{PCA}} = \frac{1}{M}\sum_{i=1}^{M}\left(p_i' - q_i\right)\left(p_i' - q_i\right)^{\text{T}} \tag{8-18}$$

　　如果误差 $E_{\text{PCA}}$ 大于预设的阈值，则认为 PCA 粗配准结果不准确，需要进行校正。式(8-15)中 $U_p$ 的列向量分别代表点云 $p$ 的三个主轴方向。对 PCA 结果进行校正，即对点云 $p$ 的主轴方向反向，对 $U_p$ 的列向量取反，即

$$U_p(i) = -U_p(i) \tag{8-19}$$

其中，$U_p(i)$ 为 $U_p$ 的第 $i$ 个列向量 $(i = 1, 2, 3)$。

　　由于三个主轴方向都存在正反方向，校正时共有 7 种情况(仅 1 个主轴方向取反时有 3 种情况、2 个主轴取反时有 3 种情况、3 个主轴均取反时有 1 种情况)。

### 8.2.2　基于 ICP 的模型精配准

　　ICP 算法是常用的一种数据精确配准方法。其基本原理是在待匹配的点云 $p$ 和 $q$ 中搜索最邻近点集，然后求解最优变换矩阵 $R$ 和 $T$，使最邻近点集经变换后距离最小，重复上述过程，直到最邻近点集的欧氏距离小于预设阈值或达到最大迭代次数。ICP 算法本质上是一种基于最小二乘法的最优匹配算法，其目标函数为

$$\min_{R,T} \frac{1}{n}\sum_{i=1}^{n}\left\| p_i - \left(Rq_i + T\right)\right\|^2 \tag{8-20}$$

其中，$p_i$ 和 $q_i$ 为目标点云 $p$ 与源点云 $q$ 上的最邻近点；$n$ 为 $p$ 和 $q$ 中最邻近点的个数。

利用 ICP 算法实现目标点云 $p$ 与源点云 $q$ 的配准流程如图 8-3 所示。具体计算过程如下。

(1) 搜索最邻近点集。

设点云 $p$ 有 $M$ 个数据点，记为 $\{p_i, i = 1, 2, \cdots, M\}$；点云 $q$ 有 $N$ 个数据点，记为 $\{q_i, i = 1, 2, \cdots, N\}$。对于点云 $p$ 中的某个点 $p_i$，在点云 $q$ 中搜索与 $p_i$ 欧氏距离最小的点 $q_i$，即

$$\min_{q_i \in q} \|q_i - p\| \tag{8-21}$$

对点云 $p$ 中的每个点进行上述搜索即可得到点云 $p$ 与 $q$ 间的最邻

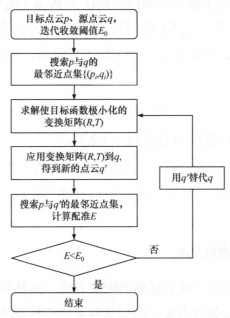

图 8-3　利用 ICP 算法实现目标点云 $p$ 与源点云 $q$ 的配准流程

近点集 $\{(p_i, q_i), i = 1, 2, \cdots, M\}$。

(2) 计算变换矩阵 $R$ 和 $T$。

给定目标点云 $p$ 与源点云 $q$ 的最邻近点集 $\{(p_i, q_i), i = 1, 2, \cdots, M\}$，式(8-20)定义的目标函数极小值可使用 SVD 求解[3]，也可使用四元素法求解[4]。

(3) 应用变换矩阵 $R$ 和 $T$ 对点云 $q$ 实施变换操作。

对 $q$ 中所有点 $q_i (i = 1, 2, \cdots, N)$ 实施旋转平移操作，得到新的点云 $q'$，即

$$q_i' = Rq_i + T \tag{8-22}$$

(4) 计算变换后的误差。

搜索点云 $p$ 与 $q'$ 间的最邻近点集 $\{(p_i, q_i'), i = 1, 2, \cdots, M\}$，以最邻近点集的平均欧氏距离作为配准误差 $E$，即

$$E = \frac{1}{M} \sum_{i=1}^{M} \|p_i - q_i'\| \tag{8-23}$$

(5) 检查是否收敛。

如果 $E$ 小于预设的配准误差 $E_0$，则计算收敛；否则，重复(2)。

在(2)中，利用 SVD 求解式(8-20)的流程如下。

① 计算两点云集 $\{p_i\}$、$\{q_i\}$ 的质心 $\bar{p}$、$\bar{q}$，并从两点云集中分别减去对应的质心，得到新的点云集 $\{p_i'\}$、$\{q_i'\}$，即

$$\bar{p} = \frac{1}{M} \sum_{i=1}^{M} p_i, \quad \bar{q} = \frac{1}{M} \sum_{i=1}^{M} q_i \tag{8-24}$$

$$p_i' = p_i - p, \quad q_i' = q_i - q$$

② 构建中间过渡矩阵 $H$，即

$$H = \sum_{i=1}^{M} p_i' (q_i')^{\mathrm{T}} \tag{8-25}$$

对中间过渡矩阵 $H$ 进行 SVD，即

$$H = U \Lambda V^{\mathrm{T}} \tag{8-26}$$

③ 计算最优旋转矩阵 $R$。

定义矩阵 $M$ 为

$$M = \begin{bmatrix} 1 & 0 & 0 \\ 0 & 1 & 0 \\ 0 & 0 & \det(VU^{\mathrm{T}}) \end{bmatrix} \tag{8-27}$$

其中，$\det(\cdot)$ 为求方阵的行列式操作。

最优旋转矩阵 $R$ 为

$$R = VMU^{\mathrm{T}} \tag{8-28}$$

④ 计算最优平移矩阵 $T$，即

$$T = \bar{p} - R\bar{q} \tag{8-29}$$

利用四元素法求解式(8-20)的流程如下。

① 利用式(8-24)计算点云集 $\{p_i\}$、$\{q_i\}$ 的质心 $\bar{p}$、$\bar{q}$，构建点云集 $\{p_i\}$、$\{q_i\}$ 的协方差矩阵 $\mathrm{Cov}(p_i, q_i)$，即

$$\mathrm{Cov}(p_i, q_i) = \frac{1}{M}\sum_{i=1}^{M}\left[(p_i - \bar{p})(q_i - \bar{q})^{\mathrm{T}}\right]$$

$$= \frac{1}{M}\sum_{i=1}^{M} p_i q_i^{\mathrm{T}} - \bar{p}\bar{q}^{\mathrm{T}} \tag{8-30}$$

② 由协方差矩阵 $\mathrm{Cov}(p_i, q_i)$ 构建中间过渡矩阵 $Q$，即

$$Q = \begin{bmatrix} \mathrm{tr}\big(\mathrm{Cov}(p_i, q_i)\big) & \Delta^{\mathrm{T}} \\ \Delta & \mathrm{Cov}(p_i, q_i) + \big(\mathrm{Cov}(p_i, q_i)\big)^{\mathrm{T}} - \mathrm{tr}\big(\mathrm{Cov}(p_i, q_i)\big)I_3 \end{bmatrix} \tag{8-31}$$

其中，$\mathrm{tr}(\cdot)$ 为矩阵的迹；$I_3$ 为三阶单位矩阵。

$$\Delta = \begin{bmatrix} A_{23} & A_{31} & A_{12} \end{bmatrix}^{\mathrm{T}} \tag{8-32}$$

$$A_{i,j} = \left[ \sum(p'_k, q) - \left(\sum(p'_k, q)\right)^{\mathrm{T}} \right]_{i,j} \tag{8-33}$$

③ 计算 $Q$ 最大特征值对应的特征向量矩阵 $Q_q$ 为

$$Q_q = \begin{bmatrix} q_0 & q_1 & q_2 & q_3 \end{bmatrix} \tag{8-34}$$

④ 计算最优旋转矩阵 $R$，即

$$R_{1k} = \begin{bmatrix} q_0 + q_1 - q_2^2 - q_3^2 & 2(q_1 q_2 - q_0 q_3) & 2(q_1 q_3 + q_0 q_2) \\ 2(q_1 q_2 + q_0 q_3) & q_0^2 + q_1^2 - q_1^2 - q_3^2 & 2(q_2 q_3 - q_0 q_1) \\ 2(q_1 q_3 - q_0 q_2) & 2(q_2 q_3 + q_0 q_1) & q_0^2 + q_3^2 - q_1^2 - q_2^2 \end{bmatrix} \tag{8-35}$$

⑤ 利用式(8-35)计算最优平移矩阵 $T$。

## 8.3　模型拼接融合

本书采用德洛内区域生长(Delaunay-based region growing, DBRG)算法对配准以后由激光扫描图像重构的牙冠与由口腔 CT 图像重构的牙根进行融合拼接，建立完整的牙齿三维模型[5]。DBRG 算法首先计算点云的德洛

内三角剖分，从中选取一个三角面片作为初始区域，然后使用区域生长算法在区域的边界迭代生成新的三角面片，最终生成一张完整的三角网格曲面。

点集的三角剖分是将离散点剖分成不均匀的三角形网格。假设 $V$ 是离散点集，$e$ 是由点集中的点作为端点构成的封闭线段，$E$ 是所有 $e$ 构成的集合，则点集 $V$ 的一个三角剖分 $T = (V, E)$ 是一个平面图 $G$。该平面图满足以下条件，即除了端点，平面图中的边不包含点集中的任何点；没有相交边；平面图中所有的面都是三角面，并且所有三角面的合集是散点集 $V$ 的凸包。德洛内三角剖分是实际应用最多的一种三角剖分，其实质是一种对"好的"三角网格的定义标准。

德洛内边的定义是，假设 $E$ 中的一条端点分别为 $a$ 和 $b$ 的边 $e$，若 $e$ 满足下列条件，则称为德洛内边，即存在一个圆经过 $a$、$b$ 两点，圆内不含点集 $V$ 中任何其他的点。德洛内三角剖分的定义是，如果点集 $V$ 的一个三角剖分 $T$ 只包含德洛内边，那么该三角剖分称为德洛内三角剖分。

要满足德洛内三角剖分的定义，三角网格需符合以下两个特性，从而避免狭长三角形的产生。

1) 空圆特性

三角网格中任一三角形的外接圆范围内不会有其他点存在(即任意四点不共圆)。图 8-4 所示为两个空圆特性实例。

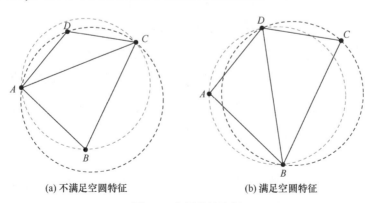

(a) 不满足空圆特征　　　　　　(b) 满足空圆特征

图 8-4　空圆特性实例

2) 最大化最小角特性

在点集可能的三角剖分中，德洛内三角剖分形成的三角形的最小角最大。图8-5所示为两个最大化最小角特性实例。因此，满足德洛内三角剖分定义的三角网格是最接近规则化的三角网格。

实现德洛内三角剖分的算法有多种，常用的一种是逐点插入法。逐点插入法的基本原理是首先建立一个大的三角形或者多边形，将所有数据点包围起来，向其中插入一点，将其和所在三角形的3个顶点进行连接，形成3个新的三角形，然后逐个对它们进行空外接圆检测，并用局部优化方法进行优化处理。算法的基本步骤如下。

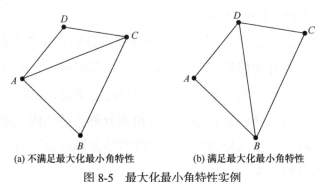

(a) 不满足最大化最小角特性　　　(b) 满足最大化最小角特性

图8-5　最大化最小角特性实例

(1) 构造一个超级三角形，包含所有数据点，放入三角形列表。

(2) 将数据点中的散点依次加入，找到该点所在的三角形，将该点和所在的三角形顶点进行连接，构成3个小三角形。

(3) 计算每个小三角形的外接圆，如果外接圆中均不包含其他点，则进入下一步，插入新顶点；如果某个小三角形中包含其他顶点(4个点，2个具有一个公共边的三角形)，互换对角线，形成新的三角形，检查新三角形中是否包含其他点，直至所有的三角形都满足空外接圆的条件。

(4) 循环执行(2)，直至所有的数据点插入，删除超级三角形关联的三角形即可。

搜索配准后激光扫描图像重构的牙冠模型顶点在CT图像重构的牙齿模型中的1~15阶最近点,将这些点从牙齿模型中删除后得到的顶点即CT

图像重构的牙根顶点。采用 DBRG 算法从激光扫描图像中的牙冠顶点和 CT 图像得到的牙根顶点实现牙齿三维模型重构的流程如下。

(1) 将牙冠模型的顶点与牙根模型的顶点德洛内三角形化得到三角面片集合，记作 $T$，从而建立两模型边界顶点间的拓扑信息，实现模型的拼接。

(2) 在集合 $T$ 中选择一个初始三角面片 $t_{start}$。初始三角面片从与其相邻三角面片之间的二面角较小的面片中选择。定义三角面片集合 $S$，将初始三角面片 $t_{start}$ 加入 $S$ 中。定义三角面片边的集合 $B$，将初始面片的三条边加入集合 $B$ 中。

(3) 定义集合 $A_i$，将 $B$ 中每一条边 $b_i$ 的相邻三角面片加入 $A_i$ 中。定义集合 $A_{i\_saved}$，求集合 $A_i$ 中的各三角面片与边 $b_i$ 从属的三角面片之间的二面角，将夹角大于 155° 的三角面片加入集合 $A_{i\_saved}$ 中。

(4) 对 $B$ 中所有的边进行以上操作，得到集合 $A_{I\_SAVED}$，即所有 $A_{i\_saved}$ 的并集。在集合 $A_{I\_SAVED}$ 中求对应最大二面角的三角面片 $A_{I\_SAVED\_MAX}$，并从集合 $A_{I\_SAVED}$ 中剔除 $A_{I\_SAVED\_MAX}$。

(5) 检测三角面片 $A_{I\_SAVED\_MAX}$ 的拓扑关系是否正常。若不正常，则返回 (4)。

(6) 更新集合 $S$ 和 $B$。将三角面片 $A_{I\_SAVED\_MAX}$ 加入集合 $S$ 中，同时将不在集合 $B$ 中的 $A_{I\_SAVED\_MAX}$ 的边加入集合 $B$，并剔除已在集合 $B$ 中的 $A_{I\_SAVED\_MAX}$ 的边。转步骤 (3)，直到集合 $A_{I\_SAVED}$ 为空。

在上述过程中，155° 的限制是为了避免区域生长过程中三角面片回溯生长。检测三角面片的拓扑关系正常的判断标准是待检测面片 $A_{I\_SAVED\_MAX}$ 与 $S$ 中所有的三角面片之间不会产生空间上的压叠。

通过此算法从 $T$ 中筛选出来的三角面片集合 $S$ 即融合得到的三维牙齿网格模型，但是会出现孔洞，因此我们在局部孔洞处再次使用以上算法进行修补。

## 8.4　实　验　验　证

本书使用 5 位患者(4 位男性，1 位女性，平均年龄 $18 \pm 1.9$ 岁)的数据对提出的重建方法进行测试，激光图像和 CBCT 图像分辨率分别为 50μm 和 0.125mm。图 8-6 所示为从某患者激光图像获取的牙冠模型和从 CT 图像获取的牙齿模型。

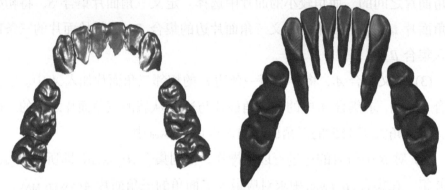

(a) 从激光图像分割的牙冠模型　　　　　　　(b) 从CT图像重构的完整牙齿模型

图 8-6　从某患者激光图像获取的牙冠模型和从 CT 图像获取的牙齿模型

### 8.4.1　配准结果

某患者激光扫描图像重构的牙冠模型与口腔 CT 图像重构的牙冠模型配准结果如图 8-7 所示。其中，浅色为激光扫描图像重构的牙冠模型，深色为口腔 CT 图像重构的牙冠模型。视觉上，配准后两模型较好地重叠在一起。

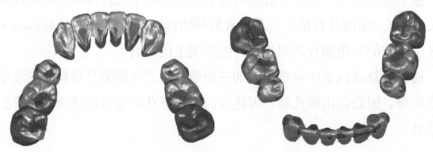

(a) 配准结果舌侧观　　　　　　　　　　(b) 配准结果唇侧观

图 8-7　某患者激光扫描图像重构的牙冠模型与口腔 CT 图像重构的牙冠模型配准结果

为量化配准结果，本书对配准后激光扫描图像重构的牙冠模型上每一个顶点 $(p'_{\text{final}})_i$ 在口腔 CT 图像重构的牙冠模型上搜索最近的顶点 $q_j$，并计算两者之间的距离，以此计算平均配准误差和最大点对的配准误差[6,7]。平均配准误差和最大点对的配准误差求解公式为

$$\text{AD} = \frac{\sum_{i=1}^{N} \| (p'_{\text{final}})_i - q_i \|^2}{N} \tag{8-36}$$

$$\text{MD} = \max(\| (p'_{\text{final}})_i - q_i \|) \tag{8-37}$$

其中，$N$ 为激光牙冠模型顶点的个数。

通过对 5 位成年患者进行测试，测试结果为 AD=(0.26±0.03)mm，MD=(0.54± 0.25)mm。其中，某患者激光牙冠与 CT 牙冠配准结果误差云图及直方图如图 8-8 所示。配准结果少数点对之间的距离较大，原因是本书所用 CT 图像的分辨率较低(0.125mm)；口腔 CT 图像中牙齿分割结果存在一定误差。

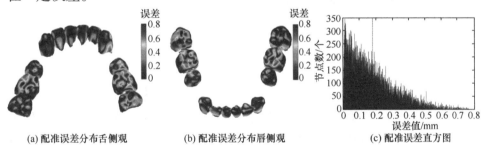

(a) 配准误差分布舌侧观　　(b) 配准误差分布唇侧观　　(c) 配准误差直方图

图 8-8　某患者激光牙冠与 CT 牙冠配准结果误差云图及直方图

### 8.4.2　融合拼接结果

某患者基于激光图像与 CT 图像融合方法构建的牙齿模型如图 8-9 所示。由于激光牙冠模型具有较高的精度，因此以每个激光牙冠模型作为标准，计算激光牙冠每个点与融合牙齿模型上的距离最近的点之间的平均值来评估融合的精度。所有患者融合模型的平均误差为 0.015±0.004mm。某患者激光牙冠与融合牙齿之间的误差分布图及直方图如图 8-10 所示。

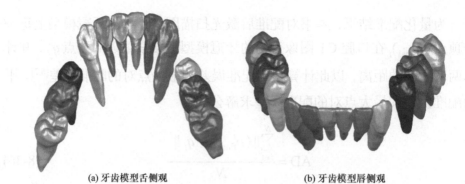

(a) 牙齿模型舌侧观　　　　　　　　　　(b) 牙齿模型唇侧观

图 8-9　某患者基于激光图像与 CT 图像融合方法构建的牙齿模型

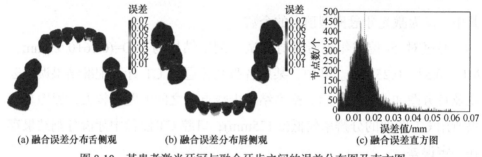

(a) 融合误差分布舌侧观　　(b) 融合误差分布唇侧观　　(c) 融合误差直方图

图 8-10　某患者激光牙冠与融合牙齿之间的误差分布图及直方图

# 8.5　本 章 小 结

本章提出一种基于口腔 CT 图像与激光扫描图像融合重构牙齿三维模型的方法。该方法首先采用阈值分割和改进的基于标记的快速分水岭算法从激光扫描图像重构的网格模型中分割出独立的牙冠模型；采用前面章节介绍的方法从口腔 CT 图像中分割重构出完整的牙齿三维模型。然后，采用 PCA 和迭代最近点算法将两模型的牙冠区域进行配准。最后，采用德洛内区域生长算法将激光扫描图像重构的牙冠与口腔 CT 图像重构的牙根融合建立完整牙齿三维模型。该方法利用口腔 CT 图像重构的牙根与激光扫描图像重构的牙冠经配准融合后建立完整的牙齿三维模型。经配准融合建立的模型比 CT 图像重构的模型牙冠部位精度更高。同时，该方法只需在正畸治疗前对患者进行一次口腔 CT 扫描，在治疗过程中进行激光扫描即可得到患者各治疗周期完整的牙列模型，从而通过减少 CT 扫描次数降低给患者带来的辐射伤害。

# 参 考 文 献

[1] Zhou X, Gan Y, Xiong J, et al. A method for tooth model reconstruction based on integration of multimodal images[J]. Journal of Healthcare Engineering, 2018, 1: 4950131.

[2] 张东霞, 甘阳洲, 熊璟, 等. 基于口腔计算机断层扫描图像与激光扫描图像融合的牙齿三维模型重构[J]. 生物医学工程学杂志, 2017, 34(1): 7-14.

[3] JolliffeI T. Principal Component Analysis[M]. 2nd Ed. New York: Springer, 2002.

[4] Besl P J, Mckay N D. A method for registration of 3-D shapes[J]. IEEE Transactions on Pattern Analysis and Machine Intelligence, 1992, 1611(11): 239-256.

[5] Arun K S, Huang T S, Blostein S D. Least-squares fitting of two 3-D point sets[J]. IEEE Transactions on Pattern Analysis and Machine Intelligence, 1987, 9(5): 698-700.

[6] Horn B K P. Closed-form solution of absolute orientation using unit quaternions[J]. Journal of the Optical Society of America A, 1987, 4(4): 629-642.

[7] Kuo C C, Yau H T. A Delaunay-based region-growing approach to surface reconstruction from unorganized points[J]. Comput Aided Design, 2005, 37(8): 825-835.

[8] Kim B C, Lee C E, Park W. Integration accuracy of digital dental models and 3-dimensional computerized tomography images by sequential point and surface-based markerless registration[J]. Oral Surgery Oral Medicine Oral Pathology & Oral Radiology, 2010, 110(3): 370-378.

[9] Ye N, Long H, Xue J. Integration accuracy of laser-scanned dental models into maxillofacial cone beam computed tomography images of different voxel sizes with different segmentation threshold settings[J]. Oral Surgery Oral Medicine Oral Pathology & Oral Radiology, 2014, 117(6): 780-786.

# 彩　图

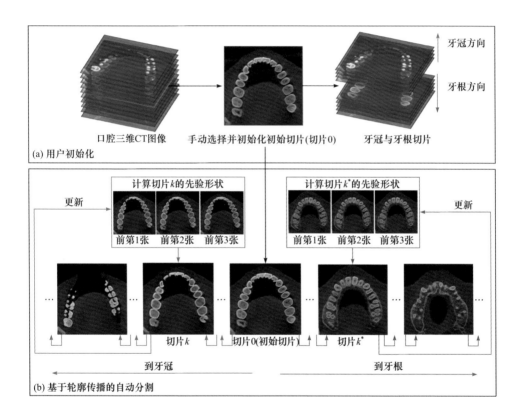

(a) 用户初始化

口腔三维CT图像　　　手动选择并初始化初始切片(切片0)　　　牙冠与牙根切片

牙冠方向

牙根方向

(b) 基于轮廓传播的自动分割

计算切片$k$的先验形状

前第1张　前第2张　前第3张

计算切片$k^*$的先验形状

前第1张　前第2张　前第3张

更新

更新

切片$k$　切片0(初始切片)　切片$k^*$

到牙冠

到牙根

图 2-3　二维逐切片分割方法分割单颌 CT 图像的总体框架

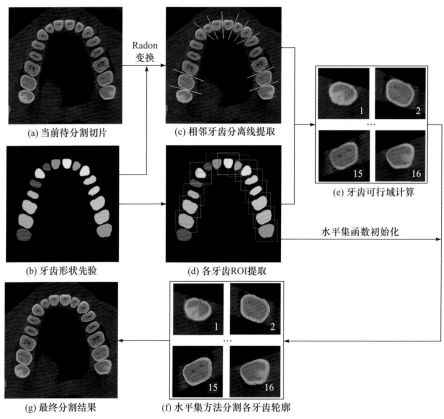

(a) 当前待分割切片　　　(c) 相邻牙齿分离线提取　　　(e) 牙齿可行域计算

(b) 牙齿形状先验　　　(d) 各牙齿ROI提取

(g) 最终分割结果　　　(f) 水平集方法分割各牙齿轮廓

Radon 变换

水平集函数初始化

图 2-4　单张切片的全自动分割流程

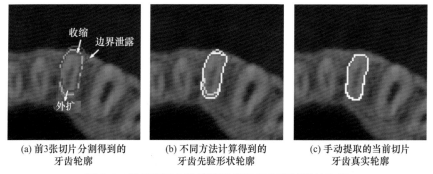

(a) 前3张切片分割得到的
牙齿轮廓

(b) 不同方法计算得到的
牙齿先验形状轮廓

(c) 手动提取的当前切片
牙齿真实轮廓

图 2-6　利用不同方法计算牙齿形状先验结果的比较

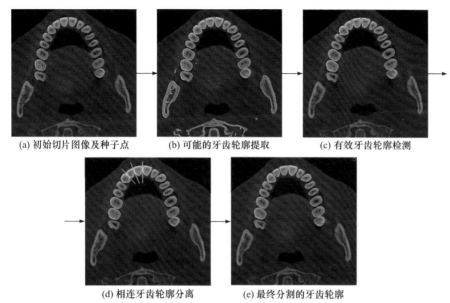

(a) 初始切片图像及种子点  (b) 可能的牙齿轮廓提取  (c) 有效牙齿轮廓检测

(d) 相连牙齿轮廓分离  (e) 最终分割的牙齿轮廓

图 2-15　初始切片分割流程示意图

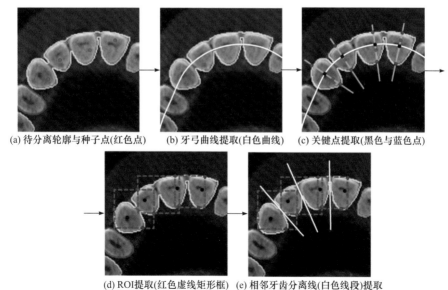

(a) 待分离轮廓与种子点(红色点)  (b) 牙弓曲线提取(白色曲线)  (c) 关键点提取(黑色与蓝色点)

(d) ROI提取(红色虚线矩形框)  (e) 相邻牙齿分离线(白色线段)提取

图 2-16　初始切片中相连牙齿轮廓分离线提取流程示意图

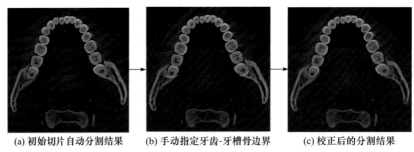

(a) 初始切片自动分割结果　　(b) 手动指定牙齿-牙槽骨边界　　(c) 校正后的分割结果

图 2-17　下颌初始切片第三磨牙自动分割失败时的后处理流程示意图

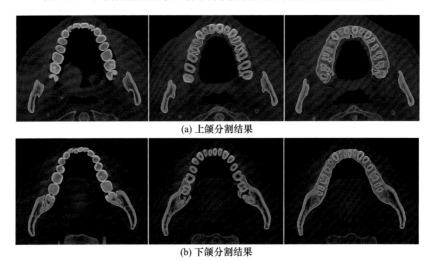

(a) 上颌分割结果

(b) 下颌分割结果

图 2-18　某患者部分 CT 切片的牙槽骨轮廓

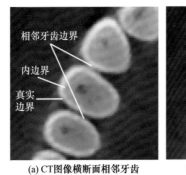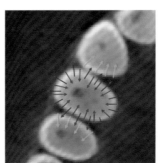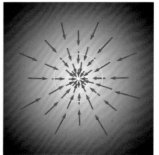

相邻牙齿边界

内边界

真实边界

(a) CT图像横断面相邻牙齿　　(b) 相邻牙齿间不同边界处　　(c) 符号距离函数的梯度方向
　　　结构示意图　　　　　　　　　的梯度方向　　　　　　　(黄色曲线表示零水平集曲线)

图 3-1　横断面相邻牙齿及其图像梯度方向示意图

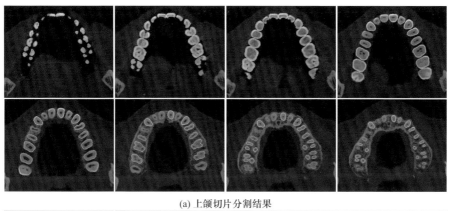

(a) 上颌切片分割结果

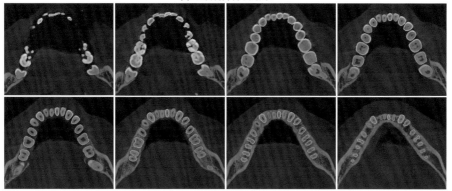

(b) 下颌切片分割结果

图 3-2　混合水平集模型分割牙齿的结果

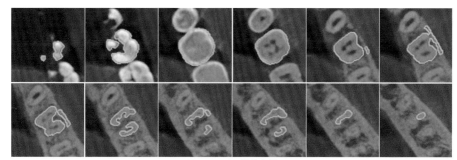

(a) Hosntalab 等的方法

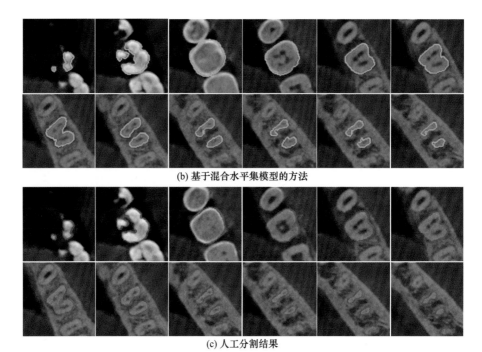

(b) 基于混合水平集模型的方法

(c) 人工分割结果

图 3-3　Hosntalab 等的方法与基于混合水平集模型的方法分割下颌右第一磨牙结果的比较

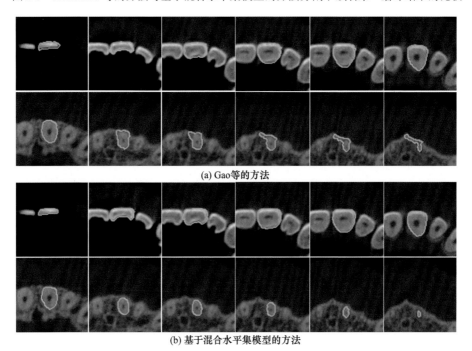

(a) Gao等的方法

(b) 基于混合水平集模型的方法

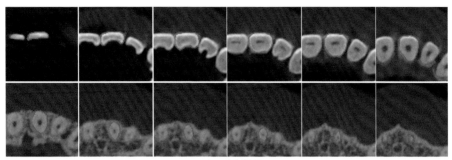

(c) 人工分割结果

图 3-4 Gao 等[20]的方法与基于混合水平集模型的方法分割上颌右中切牙结果的比较

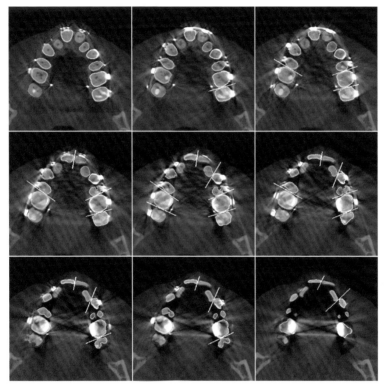

图 4-4 利用基于先验形状水平集模型分割有金属伪影样本切片的结果

(白色线段表示提取的相邻牙齿分离线；曲线表示提取的牙齿轮廓)

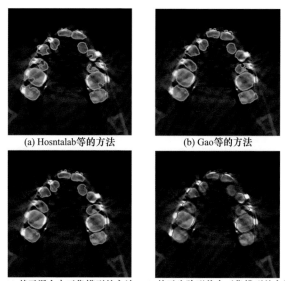

(a) Hosntalab等的方法    (b) Gao等的方法

(c) 基于混合水平集模型的方法  (d) 基于先验形状水平集模型的方法

图 4-5 不同方法对有金属伪影图像中牙冠分割结果的比较

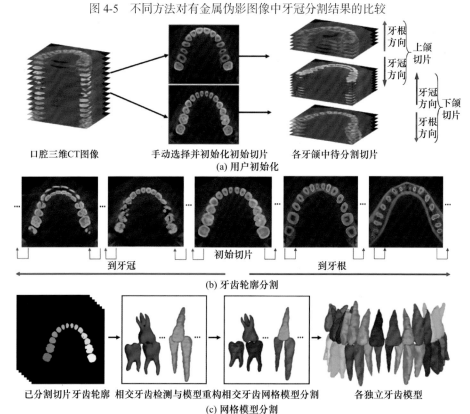

口腔三维CT图像    手动选择并初始化初始切片    各牙颌中待分割切片
(a) 用户初始化

到牙冠    初始切片    到牙根

(b) 牙齿轮廓分割

已分割切片牙齿轮廓  相交牙齿检测与模型重构相交牙齿网格模型分割    各独立牙齿模型

(c) 网格模型分割

图 5-2 基于网格模型分割的闭颌 CT 图像独立牙齿分割流程

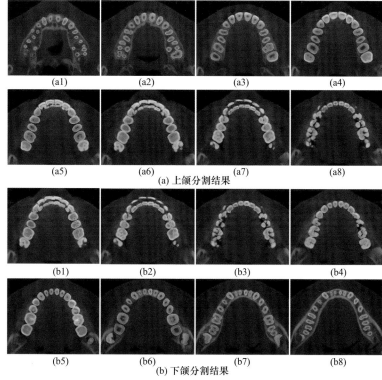

(a1)　(a2)　(a3)　(a4)

(a5)　(a6)　(a) 上颌分割结果　(a7)　(a8)

(b1)　(b2)　(b3)　(b4)

(b5)　(b6)　(b) 下颌分割结果　(b7)　(b8)

图 5-11　直接利用混合水平集模型对闭颌扫描 CT 图像的分割结果

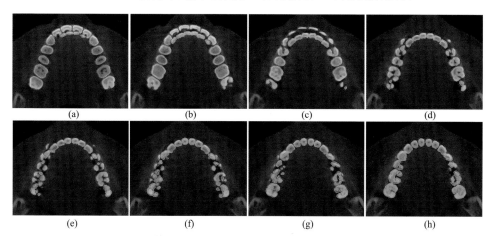

(a)　(b)　(c)　(d)

(e)　(f)　(g)　(h)

图 5-13　网格模型分割后得到的上下颌咬合区域牙齿的最终轮廓

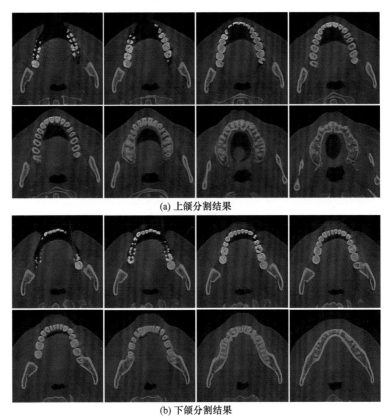

(a) 上颌分割结果

(b) 下颌分割结果

图 6-18 基于深度学习的口腔 CT 图像组织分割方法对牙齿的分割结果

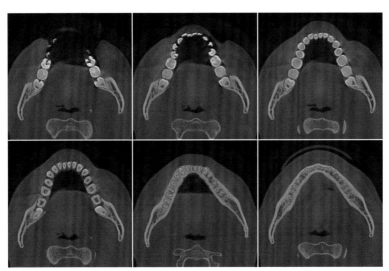

图 6-19 提出的基于深度学习的分割方法对含有倾斜第三磨牙患者图像的分割结果

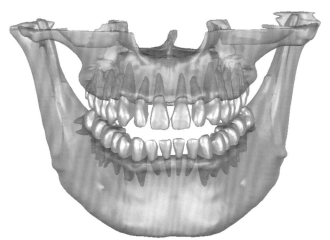

图 7-7　重构得到的独立牙齿及牙槽骨三维表面模型

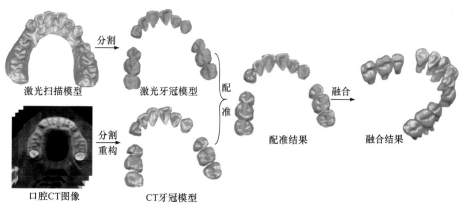

激光扫描模型

分割

激光牙冠模型

配准

配准结果

融合

融合结果

口腔CT图像

分割
重构

CT牙冠模型

图 8-1　基于口腔 CT 图像与牙颌激光扫描图像融合重建牙齿三维模型的总体方案[2]

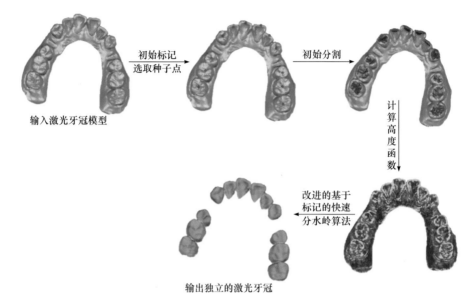

初始标记
选取种子点

初始分割

输入激光牙冠模型

计算高度函数

改进的基于标记的快速分水岭算法

输出独立的激光牙冠

图 8-2　利用激光扫描图像分割得到牙冠模型的流程示意图[2]

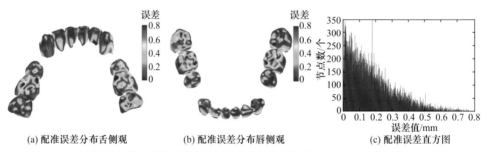

(a) 配准误差分布舌侧观　　(b) 配准误差分布唇侧观　　(c) 配准误差直方图

图 8-8　某患者激光牙冠与 CT 牙冠配准结果误差云图及直方图

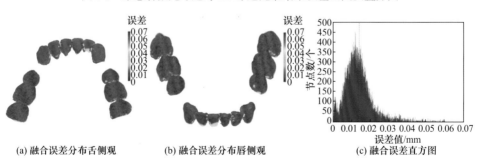

(a) 融合误差分布舌侧观　　(b) 融合误差分布唇侧观　　(c) 融合误差直方图

图 8-10　某患者激光牙冠与融合牙齿之间的误差分布图及直方图